日野原重明
川島みどり
石飛幸三

看護の時代

看護が変わる　医療が変わる

日本看護協会出版会

日野原重明
川島みどり
石飛幸三

看護の時代

看護が変わる　医療が変わる

日本看護協会出版会

すべての看護職のみなさまへ

いまもなお被災地で昼夜を分かたず懸命な看護に務めておられる方々に、心より感謝と敬意を表します。また、被災地から遠くにあって、病院、地域等で看護に従事しておられる方々にも敬愛と期待を込めて申し上げます。

いまこそ「看護」の出番です。

震災からひと月以上を経たいま、被災地に必要とされているのは、もはや救命を旨とする医療ではないことは周知のとおりです。被災された方々にこれから継続して必要なのは心のケアであり、心身の健康に向けた適切で具体的な援助であり、誰にでも約束されるべき「日常」という営みが将来にわたって守られることです。

それらは、まさしく「看護」にほかなりません。

病を治すことを第一義におく医療だけでは人々の豊かな生をまっとうしがたいことに、社会はこの震災以前から気づきつつありましたが、医療に代わるそれが何であるかについては具体的に語られることはありませんでした。看護職自身にも、その十分な自覚と準備があったとは言い切れないでしょう。そのさなかに震災に見舞われ、看護はその必要性を一気に認知されることになりました。

あなたが被災者の肩にそっと手を置き、その苦痛に耳を傾け、適切な手当をするたびに、苦悶のなかにあるその人は、自分が心底から求めていたものが薬や治療ではなく、看護であったことを知るでしょう。その気づきが、いまや被災地のみならず日本中に急速に広がりつつあります。

これからの看護は医療をも包含するケアという大きな傘のもとで、ケア全体をその最前線で牽引していくことを求められています。医療中心から看護主体のケアへ変わるべきときを迎えて、すべての看護職者が機動性に富んだ判断と行動を示していかれることを、看護を敬愛する者として強く願い、弊社の務めをいっそう深く認識していることをお伝えします。

二〇一一年四月

株式会社 日本看護協会出版会
代表取締役社長
日野原重明

*このメッセージは東日本大震災の翌月、小社ホームページほか、定期刊行物『看護』『ナーシング・トゥデイ』『コミュニティケア』に掲載したものです。

目次

すべての看護職のみなさまへ　日野原重明……3

I

医療の概念を変えるのは、これからの看護である　日野原重明……11

医療とは何だったのか／治す医療から、健やかさを見守る医療へ／看護師に期待される新たな役割／ケアの最前線に立つ者として

II

鼎談　これからの医療と看護を語る　日野原重明／川島みどり／石飛幸三

1　医療に果たせること、果たしえぬこと……37

震災の被災地に立って／「私」と「それ」、「私」と「あなた」／特養での平穏な終末／キュアの限界、ケアの可能性／胃ろうを看護はどう見るべきか

2　医師の視点、看護師の視点……81
日本の近代看護の始まり／医師の役割、看護師の役割／ケアの意味するところ／行動に変化をもたらすもの

3　看護の原点に立ち返って……119
ナイチンゲールに学ぶ／看護が目指すべきケア／看護の技術とは何か／コミュニケーションという技術／手当による癒しの技／死に対して医療が立つべき位置／ケアの真髄とは／すべての看護職に向けて

Ⅲ　なぜ、私は「治す」ことに疑問をもつに至ったのか　石飛幸三……169
人生の終末に医療はどこまで介入するのか／老衰による死を誰も知らない／「溺れさせるようなもの」ということば／目的を共有できるまで語り合えるか

Ⅳ 看護とは何か 看護師とは何をする人か

看護とは何か 看護師とは何をする人か 川島みどり……193
看護に何ができるのか／ケアし、ケアされるコミュニティを／被災地から新しい日本の医療モデルを／看護師は何をする人か／「生きている」を守るキュアと、「生きていく」を支えるケア／臨床という現場にある力

註……220

あとがきにかえて 川島みどり……228

参考文献……235

看護の時代

看護が変わる　医療が変わる

写真　大木啓至
デザイン　高木達樹

Ⅰ

医療の概念を変えるのは、
これからの看護である

日野原重明

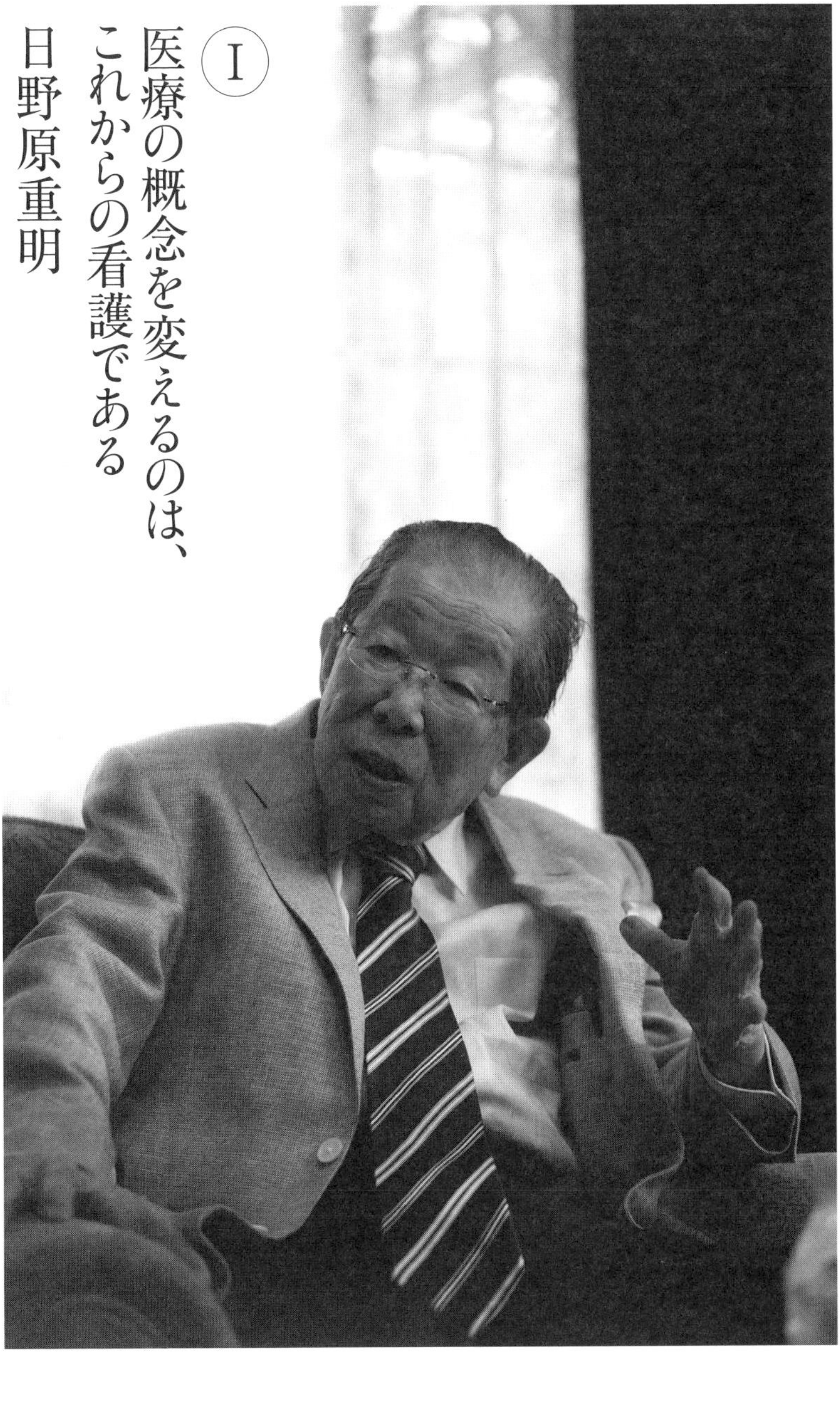

日野原重明　ひのはら・しげあき

1911年山口県に生まれる。1937年京都帝国大学医学部卒業。1941年聖路加国際病院の内科医となり、内科医長、院長代理、院長を経て、現在聖路加国際病院名誉院長・同理事長。医学及び看護教育に長く携わり聖路加看護大学学長・理事長を経て同名誉学長。1973年（財）ライフ・プランニング・センターを設立、同理事長。患者参加の医療と予防医学の重要性を早くから指摘し、「習慣病」ということばを生み出すなどつねに医療の変化の先を走ってきた。1992年聖路加国際病院新病棟建築に際して大都市における緊急災害に対応する諸機能を盛り込み、その先見性は1995年の地下鉄サリン事件での対応において証明された。2000年「新老人の会」発足、現在会員は1万人余。2000年以降、全国の小学校を訪ねて子どもたちに「いのちの授業」を行い、その数は160校余にのぼる。佐賀大学医学部顧問、笹川記念保健協力財団会長、聖ルカ・ライフサイエンス研究所理事長、日本音楽療法学会理事長。1999年文化功労者。2005年文化勲章受章。著書に、『死をどう生きたか』（中公新書）、『人生の四季に生きる』（岩波書店）、『道をてらす光』（春秋社）、『生きかた上手』（ユーリーグ）、『十歳のきみへ』（冨山房インターナショナル）、『臨床看護の基礎となる新看護学テキスト』（日本看護協会出版会）、『日野原重明一〇〇歳』（NHK出版）ほか多数。

医療とは何だったのか

これからは看護の出番であると、看護に携わるすべての人に向けて私がメッセージを述べたのは、東日本大震災のひと月後でした。発災から一か月を経た被災地に必要とされる医療は、救命救急の段階からケアの段階へ移ったのであり、ここから先は看護職にその最前線に立ってほしいとエールを送りました。この本の冒頭におかれたことばが、そのときのメッセージです。

治療による延命を主眼とする狭義の医療から、一人ひとりが健やかに生きていくことを支えるケアへと医療そのものが広がりをもつ必要性を、私はそのメッセージのなかに込めましたが、それは復興に向けた被災地での医療に限ったことではなく、また震災後まもないあの時点だけを念頭において語ったわけでもありません。この十年というわず二十年近くにわたって、私が二十一世紀の医療のあるべき姿を問われるたびに繰り返し語ってきた内容とほぼ変わりありません。

この三月十一日の大災害で人力の及ばない体験をすべての日本人が共有したこと

に、私は大きな意味を認めています。矛盾や疑問を感じつつも曖昧なままに放置してきたさまざまな事柄に対して、先の震災は「それでよいのか」と本質を問いただす契機を与えてくれました。医療に対して多くの人がうすうす感じつつあった疑問に真正面から向き合う必要を、誰もがようやく自覚することができたのではないかと思うのです。

医療の質的転換を果たすには、震災後のいまをおいて後はなく、その実現に向けては、医療職にかぎらず、すべての日本人がひとつになるべきだということを、あらためてここに強調したいと思います。

＊

私たちは長らく、「医療」というものを、その字義どおりに「医学的治療」ととらえてきました。医師が診断によって「患者」の「疾病」を限定し、その「疾病」に対して「治療」という手立てを講じるのが「医療」であると認識してきました。病気になれば、患者となって病院へ行き、医師に治療をしてもらう。それが、誰もが理解する「医療」でした。

そこにおける中心的役割は治療に当たる医師であり、医師主導でこれまでの医療が動いていたといえましょう。

治療と延命医療の成果は、日本人の平均寿命の急激な伸びに顕著に現れました。いのちを永らえさせることに、日本ほど成功した国はないといっていいでしょう。女性の平均寿命は一九八〇年代のなかばから過去二十数年にわたって世界一であり、男性もトップレベルを維持しています。ここに、寿命の延長に医療が果たした貢献の大きさを知らされます。

一方、今日に至るまでに、医師主導が独善的に過ぎるという批判がされ、「患者中心の医療」への回帰を促す声もたびたび上がりました。多くの病院で「患者様」という呼び方が一般化したのも、その一連の対応です。けれども、「様」をつけて言い換えたところで本質的な変化には及ばず、医師が丹念に見つめているのは目の前の「患者様」ではなく、患者の「病んだ臓器」であることに変わりはありませんでした。むしろ、医療がますます高度になり専門分化が進むほどに、医師の目は患者という「人」から離れていくばかりであったといわざるをえません。

それでも患者は病気を治してもらうために、ぞんざいな医師の対応にも目をつぶり、与えられるままの医療を黙って受け入れてきたのです。そこには、「自分は治療をして、患者を危機から救っているのだ」という医師の驕《おご》りと、「優れた医療に身をあずけていれば、いのちの危機から救われるはずだ」という患者の過度な期待があったといえます。言い換えれば、治療の成果を延命に求める医療を、医師だけではなく、患者となるすべての人が是認してきたといえましょう。

しかし、さまざまな矛盾が現れてきました。病んだ臓器や組織に対して著しい効果を上げる薬であっても、その副作用で生活に大きな支障と苦痛が強いられるのであれば、その薬の処方そのものを考え直さなくてはなりません。あるいは、手術に成功していのちは取りとめたものの、それを境に生きがいが失われてしまったのであれば、人間としての本当の意味での再起を達成したとはいえません。さらに寿命の延長についていえば、長寿は喜ばしいことだとはいえ、自立して活動できる元気な老人ばかりではなく、九十歳以上のおよそ半数は寝たきりで、認知症(*1)の症状も重くなった老人で占められている現実は胸にあまるものがあります。その人たちが満足のいく毎日を送れているのかといえば、心もとない状況です。

治すことを主眼とするいまの医療に、いのちを引き延ばすことはできても、いのちを豊かにすることはきわめて難しいということが、こうして次々にわかってきたのです。やがて万策が尽きる病に対して、患者には過酷な治療が最期まで施され、最期まで病と闘うことを余儀なくされるようなことがこのまま続けられていてよいのかという深い怒りを含んだ疑問も、人々のあいだにわいてきました。

すべての人に貢献する医療は何かと問うならば、これからのあるべき医療の眼目が、「治す」という「キュア」や、いのちをただやみくもに引き延ばす「延命」ではないことは明らかです。

医療の手を借りて達成されるべきものは、いのちの単純な延長ではなく、いのちの質、クオリティ・オブ・ライフ（ＱＯＬ）なのです。より具体的にいえば、日々の生活がその人らしく、健やかで、豊かであり、何よりも生きがいを感じられるものであることが約束されなければならないのです。

治す医療から、健やかさを見守る医療へ

ここにあらためて医療の役割を大別してあげると、「予防」「治療」「延命」、そしてこれから最も求められる「クオリティ・オブ・ライフの充足」をあげることができます。

これまでの医療は「治療」に最もよく取り組み、次いで「延命」を追求してきました。心臓のペースメーカーや、自発的な呼吸ができなくなったときの人工呼吸器（レスピレータ）、口から食べられなくなったときに必要な栄養を補給する経鼻胃管(＊2)や胃ろう(＊3)や中心静脈栄養(＊4)、さらに臓器移植や腎臓の機能を代行する人工透析といったものは、いずれもいのちを維持するために開発されたものです。

「予防」への取り組みも、この数十年のあいだに著しく発達してきました。ワクチンの予防接種のように、ある特定の病気にかからないようにする一次予防があり、健康診断や人間ドックのように自覚的な症状が現れる前に病気を発見し、早期に治療を開始する二次予防と呼ばれるもの、そして治療後の再発を防止したり、リハビリテーション

で残されている身体機能を維持するといった三次予防に医師や看護師その他の医療従事者も取り組んできました。現在は人々のあいだに健康意識が高まり、予防以前の健康そのものを維持しようとする行動が盛んになっています。こうした生活そのものへの見直しは「クオリティ・オブ・ライフの充足」に連なるものですが、豊かないのちの実現に向けた医療への取り組みはなお遅れているといわざるをえません。

飛躍的な発展を見せた「治療」や「延命」に比べて、「クオリティ・オブ・ライフの充足」がはるかに遅れている理由は、その対象を科学的、数量的に効率よく扱ったり検証したりすることがそもそも難しいからでもあります。病んだ臓器をいかにして修復するかに焦点を絞った「治療」であれば、同一の疾病には、ほぼ同一の症状があり、同一の経過をたどることがある程度は予測されており、医師はその疾病の治療手順に沿って適切な対応をとることが可能です。医師が診断を下して病名を特定すれば、目の前の患者を、同じ病名をもつ集団の一人としてとらえることができます。こうした分類が可能だからこそ、ある一定水準の治療を維持し発展させることもできたのです。

一方、「クオリティ・オブ・ライフの充足」を追求するということになると、同一の疾病をもつからといって、その範疇《はんちゅう》にある患者をひとくくりにはできません。いのちの質、生活の質は、一人ひとりその中身はまるで異なるからです。また「治療」であれば、適切な治療法を医師が患者に適用することが可能ですが、「クオリティ・オブ・ライフの充足」においては、医師本位ではまるで意味をなさず、あくまでも患者自身の満足がかなえられないかぎり実現されません。

このように、一人ひとり異なるきめ細かなアプローチを必要とするのが「クオリティ・オブ・ライフの充足」であり、画一化や効率化とはおよそ無縁であったこともあって、「治療」や「延命」ほどの急速な充実を見ることがなかったともいえます。

＊

「クオリティ・オブ・ライフの充足」はこれからの医療の中核にすえられるべきものですが、単にいまの治療中心の医療に、「患者中心」とか「患者にやさしい」ということばのもつ柔らかな響きを加えればそれでこと足りるわけではありません。これからは患者への非常に高度なアプローチが求められるのです。

医療が目を向けるべき対象は、総称的に扱われる「患者」ではなく、それぞれに顔をもち、名前をもった「一人ひとり」であることがより明確になります。そして、患者が抱える「疾病」のとらえ方においても、画一的な基準に照らして、該当する病名に振り分けてよしとするのではなく、「疾病」を「健康」の観点からとらえ、「疾病とは健康が何らかの意味で障害された状態である」ととらえることが強調されることになるでしょう。

私は「健康感」ということばを創作し、それを用いながら「健康」の概念を説明していますが、それは、万人に当てはまる「健康」というものがあるのではなく、「健康」は一人ひとりの感じ方によって異なるのだということを明確にしておく必要を感じているからです。健診などで示される正常値を「健康」の統一基準のようにとらえる傾向が見られますが、そうした数値はあくまでも目安として利用するものであって、絶対的なものではありません。そもそも諸学会等が規定する検査の正常値は、年毎に見直しがされ改正されてきたことも事実です。つまり「健康」とは数値でとらえるものではなく、むしろ、その人の満足感や幸福感(＊5)と非常に関連性のある幅広い概念としてとらえていく必要があるのです。

からだに不自由があり不具合を抱えていても、その人自身が日々健やかさを感じているのであれば、それはその人の「健康」な状態と呼んでいいのです。つまり、健やかさというものは、当人の感じ方を中心にして、心身の状態だけでなく、社会的役割やつながりなどを総体的にとらえて評価される概念であり、その達成の度合いは一人ひとりまるで異なっているということです。

これからの医療が、この百人百様の「健康」の観点を十分に認識したうえで、「疾病」を「健康が障害された状態」ととらえていくならば、医療は人々の健やかさや幸福感に直接的に寄与するものへ、ようやく一歩近づいたといえるでしょう。

看護師に期待される新たな役割

各人各様の健やかな状態を維持するために、では医療職は何をなすべきか——。

これほど広がりをもった問いは、これまで「病んだ臓器」や「病んだ組織」という、いわゆる治療の対象となるべき身体の欠陥に焦点を当ててきた医師にとってはなじみが薄いといえるかもしれません。からだの部分を見つめ、その治療に専念してきた医師が単独でこの問いに答えることはもはやできないのです。部分ではなく、その人の全体、すなわちからだや心や魂までをとらえる必要があり、それにはさまざまな医療職がひとつの使命のもとに結集し、チームを組んで取り組んでいかなければなりません。

チームは、メンバー個々の働きが非常に重要になってきます。医師をはじめ、看護師、理学療法士、作業療法士、薬剤師、放射線技師、臨床検査技師、ソーシャルワーカー、介護士、医療秘書などのさまざまな専門家が、健やかないのちを実現するという目的を一にして、状況に応じて戦略を立て、チームを編成していくのです。朝に昇り、夕に沈み、また夜を越して昇ってくる太陽のように、使命はつねに変わらずそこにありますが、朝には朝の、昼には昼の、そして夜には夜の戦略を立てなければならないのです。

そのためには、メンバーが持ち場の役割に優れ、かつ状況に応じてその役割を柔軟に変化させられなければなりません。これまで医療の受益者でしかなかった患者や家族までもが、チームの中核として医療への参与を求められます。これからの医療が目指している「一人ひとりの健やかさ」は、患者当人が自らの健康を守っていくという行動なくして実現されず、またその達成の度合いも最終的には当人が評価すべきものだからです。患者の側からいえば、セルフケアを実行する毎日において、いま以上に健やかな自分をつくっていくにはどんなふうに医療の専門家たちの力を借りるのがよいだろうかと、受け身ではなく主体的に考えていくことが一人ひとりにいっそう強く求められることになるのです。

自在に編成を変えていくこのチームには、それをゆるやかにひとつにつなぎまとめる役も、そのつど現れることになるでしょう。つねに患者のそばにあって、医師よりも長い時間をかけて患者と深くかかわり、患者を全人的にとらえてきた看護師は、チームのなかで最も多くその役を担うことになると思われます。医師の示す治療方針や治療内容への医学的理解をもちながら、患者の目線に立ってその生活をより健やかなものに整えていく看護の力は、いまその重要性を増しつつあるのです。

私は看護の力と可能性を強く認める者です。戦前からいまでいう訪問看護を行ってきた聖路加国際病院で、私は戦後すぐの混乱期からその後半世紀以上、看護師とともに訪問診療・訪問看護を行うなかで、看護師の優れた技、判断力、感性を目の当たりにしてきました。この経験を通じて私は看護の力を高く認め、看護師の可能性を信じ、医療のパートナーとしての期待を強くもつようになりました。

看護師はいまその役割にいっそうの期待を寄せられ、これからの医療においてその最前線に立つことを求められています。それは、「いま」という時代からの要請でもあるのです。この時代に身をおく看護師たちはその要請に敏感になり、看護師への期待がどれほど大きなものか、それに応えていく用意はあるかを自分に問いながら、その足で臨床という現場に立ってください。考えつつ行動し、行動しつつ考えるというのでなければ間に合わぬほど、現実からの要請は迫っています。

＊

そもそも看護師という専門職の生みの親であるフローレンス・ナイチンゲール（＊6）（一八二〇－一九一〇）は、すでに百五十年も前から、健やかさやクオリティ・オブ・ライフに通じる観点をはっきりと示していました。

この後に続く鼎談《ていだん》のなかでもふれられていますが、「すべての病は回復過程である」というナイチンゲールのことばは、彼女がまさに「疾病」というものを「健康が障害された状態」としてとらえていたことを証拠づけるものです。私たちは健康を侵すものが病であると考えていますが、彼女はむしろ、病というものはその発症のとたんから健康の状態へ向かおうとしていると指摘しています。病そのものがもつ回復の過程を看護者は妨げてはならないといい、換気や給水・排水など病人を取り巻く環境への注意を『看護覚え書き』(原題"Notes on Nursing" 日本看護協会出版会ほか)のなかで仔細に記しています。それらはすべて、彼女がクリミア戦争(一八五三―一八五六)下の野戦病院でおびただしい数の傷病兵の看護に当たりながら、経験をもとにつかんだ哲学であり実践知であるといえます。このナイチンゲールの病のとらえ方に、現在の医療職者こそ学ぶべきでしょう。

からだの欠陥に目を奪われていては、健やかで豊かないのちを追求することはできません。繰り返しますが、欠陥がない状態が「健康な状態」とは必ずしもいえないからです。生きている総体としてのその人をとらえようとしなければ、その健やかな姿も見えてきません。

医師が往々にして、患者を目の前にしながら、患者の顔をまともに見ることもせずにその患部に目を奪われているのとは対照的に、看護師は、患者の全体が見える位置に自分の心をおきながら、患者のいまを感じ取り、患者の背景を読み、患者のこれからをともに見ていこうとします。現実に目に見えるものを「観」、実際に耳に聞こえるものを「聞いている」のが医師だとすれば、看護師は自分という存在をフィルターにして、患者の内にある目に見えぬものや語られないことばをも「感じている」のだといえるでしょう。

ナイチンゲールは、そのことを「他人の感情のただなかへ自分を投入する力」と表現し、「看護ほど、この力を必要とする仕事はない」といっています。患者の表情やふるまいに表れるかすかな変化をも看護師は感じ取って、患者の思いにまで深く心を寄せることのできる感性の必要性をいっているのです。

さらに彼女は続けて「その感性のない者は看護から去りなさい」と厳しくいうのですが、私は感性というものは、その半分はもって生まれた素質ですが、もう半分は後天的に磨いていけるものだと思っています。看護師をはじめケアに当たる者がもつべき技のなかには、たゆまない習練によって手にすることのできるものが無数にあることを知っていなければなりません。素質や生まれながらの環境には恵まれなくとも、人は自身の努力と鍛錬とでよい環境をつくり出し、成長していくことができます。私たちには誰にものびしろというものがあり、それをどれだけ活用できるかを人生から問われているのだと私は考えます。

いまはまだ極端に響くかもしれませんが、健康を守る手立てとなる医学や看護学は、医師や看護師だけが独占するものではなく、いのちをもつすべての人が自らの健康をセルフケアしていくために開かれているべきものです。看護をその専門の教育を受けた看護職だけが負い、医学の知識や技を駆使できるのは医師だけであるとするのは、非常に狭量な考え方であるといえます。学ぼうと思う者は誰でもその知識にあずかることができ、習練を積んでいく機会を認められ、責任ある役を与えられさえすれば、その道の専門家でなくともひとかどの水準に達することができます。

いわゆる素人とされる人であっても、学ぶ機会を与えられ、自信をつける場が用意されるならば、専門家が独占している手技を身につけることも可能です。かつて水銀血圧計を用いた血圧の測定は聴診器をつかう医師だけが行うものとされ、看護師でさえ血圧を測ることはなかった四十年前に、私は日常的にめいめいが自分の血圧の値や変動を知ることがセルフケアの本来の姿であると考えました。そこで、一九七三年に設立した（財）ライフ・プランニング・センターの事業として、一般の婦人らに聴診器を与えて血圧測定の手技を教え、実地試験に合格した者には「血圧測定師範」の名を与え、さらに当時、脳卒中による死亡率の高かった長野県中野市をはじめ富山県庄川町、千葉県館山市および白浜町、島根県吉田村その他で住民らの血圧を測るボランティアとして活動してもらったのです。その結果、住民が自分の血圧に関心をもつようになり、塩分の高い食事の見直しなどの生活改善が地域全体に浸透しました。さらにこの婦人たちは聖路加看護大学の学生たちに血圧測定の理論と実際を、教員たちよりも見事に教える役も果たしてくれました。

婦人たちは医師にしかできない血圧測定の手技をつかえることにやりがいを感じ、健康は自分で守っていくものだという意識を周囲に波及させてくれました。看護師や医師などいわゆる医療の専門家としての役割は、この例のように一般の人の健康行動を促していくのが本来の姿であると考えます。将来的には、誰もが健康を自己管理できるようになり、医療の中心的役割を担うのは医師や看護師などの医療職ではなく、生きている一人ひとりとなる姿を私はすでに頭に描いています。

ケアの最前線に立つ者として

以上、述べたように、医療においても、医学と看護学は融合し、互いの知識や技術を学んで取り入れることがふつうに行われるべきだと思っています。日本はいまだにこの点はアメリカなどに比べてきわめて遅れていますが、これからは医学の知識や手法にも通じた看護師たちがケアの最前線に立ち、後方に控えている医師らチームのメンバーに必要な対応を要請していくことになります。ことに在宅医療や地域医療における看護師の役割はいっそう重要なものにならざるをえません。

医療が高度になり専門分化していくにしたがって、医療機器に頼った診断と治療が増え、医師でさえ十分な設備がなければ診断も下せないという状況が現れてきていますが、最前線に立つ看護師には、設備も機器も十分にないなかで、まだ症状にも検査にも現れていないものを突き止め、手を打つことが求められています。火元がわからないながらも看護師は見当をつけて、それこそ丸腰で煙のなかへ飛び込み、その消火に当たりながら、後方の医師に必要な情報を伝えるのです。それは、患者に触れ、患者をよくみることに長けた看護師なればこそ負うことのできる任務でしょう。

医師のように誰も彼もが各科各分野の専門家になっていくのではなく、看護師には、間口を広くもって、まだ正体の知れないものに対してもたじろがずに構えていられる力量を期待します。医療の専門分化はこれからも進み、ますます高度になっていくことは必至ですが、それと並行して、一般内科や総合診療科のように疾病やその患者を限定せずに幅広く受け入れ、火が小さなうちに消し止めることを得意とする専門家がいっそう重要になってくるでしょう。

その意味で、二〇一一年四月から聖路加看護大学大学院では医師と協働して医療を行える能力を養成するコースを設置して、診察術のほか、機器をつかった検査や処方、与薬などにも踏み込んだ教育を行っています。これからの看護師は医師とともにケアを担っていくことになるのです。チームでパートナーを組む医師の診断や治療の適切性について、看護師が評価をし、ときとして修正を提案できるようになることまで私は期待しています。医師か看護師のどちらがケアに当たるべきかといった議論は意味のないものであり、ケアを必要としている人に最初に出会った者が手を施せばよいのだと私は考えます。

私淑するウィリアム・オスラー(*7)(一八四九－一九一九)は「医学とはサイエンスに基礎をおくアートである」といいました。看護も医学も単なるサイエンスではないのです。サイエンスを適用する技、つまり患者にどのようにタッチするかというパフォーマンスが、アートと呼ばれるものです。

医師がもっぱらレントゲン画像や検査データを頼りにして、自らの手で患者に触れなくなっているのとは対照的に、看護師は患者の手を握り、痛むというところをさすりながら患者の訴えに静かに耳を澄ます存在です。そのとき看護師が触れているのは患者の肌ではありますが、実は肌を介してその心に触れているのです。患者の痛みは、その訴えに耳を傾ける存在を得てすでに和らげられているはずです。看護師ほど、サイエンスとアートを両立させることに優れた存在はありません。

「熱のある患者にとって、ナースの訪れはかつての二時間ごとの解熱剤にも優るものである」というナイチンゲールのことばにも私は深く肯きます。病床で病と向き合うほかない患者にとってひどく重たい一日の時間を、看護師は決まりきった点滴や処置でただ埋めてしまうのではなく、その時間を患者の心に触れる時間に変えて提供することに努めてください。癒《いや》しを行う者にとって、患者に触れる時間が長いということは最大の贈りものなのです。看護師の訪室によって、経過していくだけであった患者の時間に心が与えられ、意味のある時間に変わるのです。それほどまでに看護の力は大きいということを片時も忘れないでください。看護師との出会いを通じて、病む人のなかに再び生きがいが呼び覚まされ、病む体験に生き返ることができるようなケアを、すべての看護師に期待します。

Ⅱ

鼎談

これからの医療と看護を語る

1　医療に果たせること、果たしえぬこと

震災の被災地に立って

日野原――「いまこそ看護を語ろう」というこの企画は、三月十一日の大震災を私たちが体験するよりも前に始まりましたが、あの震災は、こうして看護を語る意味をいっそう強く私たちに問いかける契機になったように思います。

今日、ここに集った特別養護老人ホーム(*8)の常勤医(*9)でいらっしゃる石飛幸三先生と、長年にわたって看護を実践してこられた川島みどり先生、そして私の三人は、それぞれに看護への期待を強くもっているという点で共通しています。ただ、こうして三人で語り合うのは初めてのことですね。今日はまず、先の震災のことを取り上げながら、三人でこれからのあるべき医療、ことに看護の意義と役割について語り合ってみたいと思います。

私も実は五月の連休中に、津波で大きな被害を受けた宮城県・南三陸町の病院と避難

所を三日がかりで回りました。震災から二か月になるころでしたが、あの状況を目の当たりにして、被害の甚大さには胸が痛みました。それでも、あのとき私が同時に感じていたことというのは、「ここから先はもう医療ではない。ケアだ」と。「医療はひとまず、やるべきことはやったな」と、そう思いました。

医療がやれることというのは、非常に限られているのです。危機にあるいのちを一人でも多く治療で救うことが、医療です。ことに急性期の医療はそうですね。被災から一か月二か月後というのは、もうそうした医療の出番ではない。助けられるべきいのちは救った。では、医療がこうして役目を果たしたその後を何が引き受けるべきかといったら、それは「ケア」ですね。「看護」といってもいい。だから、ここから先は看護が最前線に立って、ケア全体を引っぱっていかなければならない。そういうメッセージを、私はちょうど震災から一か月後に、すべての看護職に向けて発信しました。

川島――ええ、先生が月刊誌の『看護』(日本看護協会出版会)に綴じ込んだレターでメッセージされているのを読んで、私はすごく共感しました。「これからが看護の出番です」という、あのメッセージ(三頁)。

私も震災後二か月のあいだに二度被災地を訪ねまして、これから本当に考えなければいけないのは「ケア」だと思いました。日野原先生、私は「看護の出番」とはいわずに、あえて「ケアの出番」といわせてください。なぜなら、被災地では看護と介護が協働しなければやっていけません。看護だけ、介護だけで何とかしようとしてもだめなのです。そして、この二つを結んでいるものが「ケア」です。

震災の後すぐに被災地に飛んでいったときは、「何かしなくちゃ。看護として何かやらなきゃ」という気持ちでした。でも、実際にあのがれきの前に立ったときの無力感といったら、なかったですね。何かできるなんて、そう思うこと自体がおこがましかった。あんなに勢い込んでいたのに、すっかり打ちのめされたように力が抜けました。「ああ、何にもできない」と。ただもう、ため息しか出てこないのです。でも、それでも、やっぱり看護に身をおく者として何かしなければいけない。そう思い直しました。

そのときに、私一人で、とか、看護だけで、とは考えませんでした。なぜなら、被災者の方にとって、受けているケアが看護なのか介護なのかなんて、たいしたことではありません。突きつめれば、そんなことはどうであってもいい。要は適切なケアであればいいいのです。

日野原——まったくそのとおりですね。

川島——看護と介護を結ぶ「ケア」の何が共通しているかといったら、「暮らし」をみているということです。被災地のあのがれきの山、実際にご覧になったことのない方はただの石と泥の大きなかたまりにしか見えないかもしれませんが、実際には冷蔵庫やら電子レンジやら、布団やらテーブルやら、タンスや洋服なんかがそのまま、生々しく、ぐちゃぐちゃになっていて、まさに津波が来る直前までそこに息づいていた「暮らし」がそのまま流されているのです。

「暮らし」というのは、平凡でありふれています。そうでいながら、どの家の「暮らし」にも個別性があります。そこを拠りどころにして生きている、生活している。そんなさまざまな「暮らし」が全部流されてしまったのですから、何がいちばんに必要かといったら、避難所にいらっしゃる方たちの元の暮らしを早く取り戻してさしあげることです。国は仮設住宅の建設といったハード面を考えていますが、ソフト面を同時に考えなければいけない。「ケア」というキーワードのもとに、看護と介護が協力し合って、「暮らし」を整えていくことをすぐにも始めなければならないと思いました。

「被災地ならば、看護と介護が一緒になってやっていけるのではないか」という思いも、実はあったのです。というのは、被災しなかった東京でも、いえ日本中どこの地域でも、看護と介護はけっして一体になってケアを提供できているわけではありません。

なぜなら、まず制度が違います。保助看法（保健師助産師看護師法）(＊10)と介護福祉士法(＊11)と。お役所も、厚労省（厚生労働省）のなかの医政局とか老健局とかに分かれています。教育も別々です。それから看護は診療報酬(＊12)ですし、介護は介護報酬(＊13)です。すべてが分かれているところで、「一緒になれ」といわれても、それは難しくて当然です。

そこで被災地の災害特区で、まずは着手しようと。被災地で、看護と介護が一緒になって暮らしを整えていこうと。被災地でうまくゆけば、それがモデルとなって日本全体に浸透していく可能性も生まれます。ですから、まず被災地で、どうやって実行できるかをいま本気で考えているところなのです。

日野原――川島先生がおっしゃった「暮らし」を整えるという、その「暮らし」というのは、あらためていうまでもないことですが、生き方に通じる非常に大切なものですね。

「暮らし」とは、リビング（living）、生きることでしょう。どうよく生き、どうよく老い、どうよく病み、どうよく死ぬかという哲学が入っている。だから、ケアというのは、ただ具体的なケアの行為一つひとつをいうばかりではなくて、そこには、その人がどう生きようとしているのかという非常に強い哲学が根本にあるということです。

私たち生物のいのちは、しかも有限です。その与えられたいのちを、自分らしくどう生きるか、生き終えるか。それが生きるということですが、病人になって、あるいは今回のような大きな災害に遭って、ふだんの生活を営むことが困難になり、どうしても誰かの手を借りなければ生きづらくなっているところを、その人のいちばん望むような方向を考えながら支えていく。それが「暮らし」を整えるということですね。

川島――「暮らし」というのは、当たり前だったからこそ、失ってみて初めて、それがどれほどかけがえのないものであったかに気づくものです。そうした「暮らし」をあれだけ多くの方々が失ったということに対して、どれだけ私たちが想像を働かせ、どれだけ適切なケアを提供できるかです。

今回の被災地には高齢者がとても多いですね。ご高齢ともなれば、ただでさえ健康を保つことへの配慮が必要ですが、避難所生活では栄養状態はどうしてもわるくなって、健康のレベルは低下してきます。水も十分ではない状態では、うがいも満足にできません。ましてや、入れ歯を洗って取り替えるというようなこともできない。口腔ケア（＊14）ができなくなれば、それだけでも肺炎は増えます。ですから、一日も早くケアすることが必要なのです。ＤＭＡＴ（災害派遣医療チーム）の方たちの救援のおかげで取りとめたいのちを、その後でむだにしてしまわないためには、やっぱりケアの力だと思うのです。

県外からボランティアの方々も大勢被災地に入ってくださっていますが、ボランティアの方はそう長くは被災地にとどまれないという事情を抱えています。ですから、地元できちんと継続したケアができるように、看護と介護が実質的に連携するシステムを、たとえ、いまは急場づくりであっても、まずはやってみなければいけないと思っています。

石飛――「暮らし」を支えていくのが「ケア」だというお話、それは被災地だけでなく、私の勤める特別養護老人ホームのようなところでもまったく同じことがいえます。ここは医療主体の病院とは違って、生きていく場、生活の場です。入所者の方がここで生きていかれるには、川島先生のおっしゃるように、看護と介護は協力し合わなければ始まらないと実感しています。

川島――ええ、「暮らし」へのまなざしがどうしても必要ですよね。たとえば、お年寄りのケアにおいてとりわけ大事だと今回感じたのは、実は「ことば」なのです。東北の被災地で、「いかがでいらっしゃいますか？」なんて、標準語でていねいに語りかけてもだめなのです。東北には地域ごとに豊かな方言がありますでしょう。沿岸と内陸でも方言が違います。その土地の人の心にすっと入っていくことばで語りかけることができたら、それがいちばんですよね。

それで、私はいま、地元の方々に介護を勉強していただいて、地元で介護の仕事に就いていただけないものかと考えているのです。それこそ津波で職を失われた方も大勢いらっしゃるでしょうから、ぜひその方たちに介護を担っていただくことはできないだろうか、と。その養成のところから、お力になれると思っているのです。

日野原――方言の大切さについては、こんな過去の体験も参考になるでしょう。かつて日本政府は、沖縄にも標準語を普及させようとしたことがありました。琉球語をつかわない教育が、小学校から始められました。ところが、だんだんお年寄りと若い人との交流がなくなって分断してしまった。「このままでは琉球方言が消えていくのではないか」と、沖縄の人たち自身が自覚して、むしろ琉球語を幼いうちから教え、おとなも積極的につかっていくようにしたのです。ちょうど日本語と英語のどちらの言語も話せるバイリンガルのように、標準語もつかえるけれど、琉球語も話せるようにした。そうしたら、その後で文化がいきいきしてきました。ことばというのは人間の文化の基本ですから、その土地の文化に合ったかかわりというのが大事なのです。

川島――ええ、手で触れるということも大事ですが、ことばで触れることも、ケアにはとても大切です。

日野原――ギリシャの哲学者プラトン（前四二八－前三四八）は、「医師もまた、ことばをつかうプロフェッショナルだ」といっています。政治家や哲学者、教育者、著述家だけではなく、医師もことばをつかう専門家なのだと。ことばというのは、コミュニケーションの手立てです。それなくして医療は成立しないけれども、ケアとなるともっと重要だということですね。

ケアの本質はテクニックのよしあしにあるのではなく、ことばをどうつかうかとか、どんな表情や態度で接するかという、ケアの心がどう表現されるかにあるのです。家庭における家族のケアがテクニックとしては専門職に比べて劣っていても、そこには心が表現されているので、質の高いケアになりえるわけです。心なくして、よいケアはありません。

川島――ええ、本当にそうです。

日野原――コミュニケーションというものをどうとらえ、どう教え、どう育み、どう評価するかということは、医学や看護の教育において実は非常に大事な課題であるということです。

「私」と「それ」、「私」と「あなた」

石飛――看護と介護が良好な関係で協働しなければ、地域のケアは成立しない。もっともです。ただ、実は私が特養（特別養護老人ホーム）の常勤医になったのは約六年前の二〇〇五年ですが、その当時のことを振り返ってみると、看護と介護は一体というわけではありませんでした。責任をなすり合うような場面も、実はありました。入所者の方の安全を脅かすような事故を起こしはしないかとか、家族から訴訟を起こされはしないかとかに非常にびくびくしていて、その責任の所在をめぐってお互いに相手に責任を押しつけようとする空気がありました。特養のスタッフが何にびくびくするかというと、その一つが誤嚥《ごえん》性肺炎（*15）です。

日野原――高齢者の死因として肺炎は非常に多いですが、その大半は誤嚥性肺炎ですね。年を取ると、ふつうに横になって寝ているあいだにも、口の中の唾液や痰《たん》や食べ残しが気づかないうちに気道のほうへ流れ込んで、それが原因で肺炎になることが多くなってきます。

石飛――ええ、食事介助をするにしても、食べて元気でいてほしいという、「あと、もうひと口」の思いが、結果的にあだになってしまうのです。年を取って、反射が鈍くなれば、むせやすくもなります。口に入れたものが食道ではなく、誤って気管のほうへ流れ込めば、肺炎につながります。ここで私は胃ろう(*3)の現実というものも知って、大きな衝撃を受けました。

老化で認知症(*1)も進んで、ご自分のことを誰かの手を借りなければできない方の人生の終末が、特養という施設でどんなふうに送られていたか。高齢で認知症ともなれば、誤嚥性の肺炎を起こす方は当然多いわけです。肺炎を起こせば、すぐに病院に入院ということになり、退院して戻ってこられるときにはたいてい胃ろうをつけられていました。特養の医師として着任した当時、百人近い入所者のうち、二十人くらいはそうだったでしょうか。

長年、病院で外科医をやってきて、自分が手術した患者さんがその後の人生をどう暮らしていらっしゃるのかということは、それまで考えたこともなかったのですが、ここへ来て初めて超高齢社会(*16)の現実というものを目の当たりにさせられました。「これはいったいどういうことだ？　これでいいんだろうか？」という気持ちにさせられたのです。

日野原――胃ろうをつくったりして、はたしてそれで「暮らし」がよくなるのか、ということですね。石飛先生はそれを『「平穏死」のすすめ』（講談社）というご著書のなかで、〝口から食べられなくなったら胃ろうをつける〟という、いまの一般的な流れに対して問題提起をされましたね。先生が特養で受けた最初の衝撃というのは、どういうものだったのですか。

石飛――特養に来る前の私は、血管外科を専門にしていました。血管外科医というのは、ちょうどビルの水まわりのパイプが長年の垢《あか》や何かで流れがわるくなってくるように、人間の血管も長年つかっていればいろんなものが血管の内側にたまってきます。動脈硬化ですね。その垢が何かの拍子ではがれて、流れていった先の血管をふさぐ。動脈をつまらせて、はては脳梗塞や心筋梗塞を起こしたりするわけです。血管外科医の私はそうした流れのわるくなった血管のどぶ掃除みたいなことを、手術でずっとやってきました。だめになった部品の修理、改良みたいなものです。それを患者さんがおいくつであろうが徹底的にやり、手術するかどうか悩んでいる患者さんがあれば、「がんばらなくてどうする」と発破をかけてきたわけです。でも、だんだんに、「こんなことだけをやっていて本当にいいんだろうか?」と、わからなくなってきまして……。

日野原――先生がそういう感じをもたれたのは、外科医になって何年ぐらいしてからですか。

石飛――そうですね、そんなことを思い始めたのは六十歳ごろですから、医者になって三十年でしょうか。

日野原――三十年、ですか。

石飛――ええ、「治すというのは、いったい何なんだろう?」と、どうしてもわからなくなってしまったのです。

実は血管外科を専門にする以前は、私は消化器外科を専門にしていました。当時は、「がん細胞をひと粒でも取り残せば、再発の原因になる。だから、がん化した組織は何としても徹底的に取り除かなければならない」と、そんな頭でした。それには血管というものをちゃんと処理できなければならないと思っていたところへ、ドイツで勉強させていただく機会をもらい、そうして帰国してからは、消化器外科をやりながら血管の技術を応用するということを始めました。

血管を扱える医者が当時は少なかったものですから、いつのまにか血管外科の専門家とまでいわれるようになりましたが、消化器外科で胃がんの手術なども日常的にやっていました。そして、患者さんに、「あなた、手術受けたくないって？　なぜ、いのちを粗末にするんですか？　手術、受けなければだめですよ」というようなことを言っていたわけです。その人のその後の人生にとってどうなのか、ということまでじっくり考えもしないで、こちらが一方的によかれと思うことを押しつけていたというか、まあ煽《あお》っていたんですね。

日野原――こちらが一方的に、患者をこちらの材料として……。

石飛――こちらの材料……、ええ、たしかにそういう面もないとはいえませんね。そうこうしているうちに、動脈硬化の処理をするにしても、だんだん患者さんはかなりご高齢の方が多くなってくる。高齢の患者さんにも同じ手術をやりながら、「自分はこんなことをやっていて本当にいいんだろうか？」と思うようになりました。手術が成功したからといって、はたしてそれがその患者さんの役に本当に立っているんだろうか、と。このままじゃ人生の物語を全部読んだことにはならないんじゃないか。

そう思っていたところへ、芦花《ろか》ホームという世田谷区立の特養の常勤医に、というお話をいただきました。前任者がからだを壊されて、急ぎで後任を探していたのです。「ひょっとしたら、そこへ行けば、人生の最終章というものをこの目で確かめ、自分なりに何かを感じ取ることができるかもしれない」と思ったわけです。それが、ちょうど六年前です。

そうして、病院から特養という介護施設へ来てみて、胃ろうの現実に直面したのです。「口から食べられなくなった人に胃ろうをつけなければ、餓死していくのを放置しているのも同然で、保護責任者遺棄致死罪(*17)に問われやしないだろうか」なんて、介護士も看護師も、それから家族も脅えていました。いったい日本で何が起きているのか。直感的に非常にひずみを感じました。

そこからまる三年、介護士、看護師、そして家族の方々と何度も話し合いをして、そうして私たちのホームが変わっていったわけですが、そのいきさつを『「平穏死」のすすめ』に書きましたら、いまの社会で広く共感を呼んだというわけです。

日野原――いま、石飛先生が外科医として自分のやっていることにしだいに疑問をもつようになったというお話をうかがいながら、私は哲学者のマルティン・ブーバー（一八七八－一九六五）のいう、他者とのかかわりの二つのあり方が頭に浮かびました。それは、医師と患者との関係を考えるときに、いつも私の頭に浮かぶことばです。

たとえば、いまここに九十八例の消化器のがん、それも膵臓《すいぞう》がんの症例がある、としましょう。膵臓がんというのは、発見したときにはすでに進行していることの多い、治療の難しいがんですね。外科医としての「私」は、膵臓がんの症例を百例集めて学会で報告をしたい。まあ、手柄を打ち立てたいわけです。そのためには、あと二例の症例がほしい。「私」は毎日外来で患者を診ながら、「今日こそは、膵臓がんの疑いの患者が来ないものだろうか」とひそかに思うわけです。まるで獲物を探すように。

ところが、その患者が自分の大事な恩師の奥さんであったり、親しい人の子どもであったりしたら、どうでしょうか。いくら患者に膵臓がんの疑いがあっても、「私」は、できれば膵臓がんのように難しい病気ではないことのほうを祈りたくなる。

症例を集めて手柄を立てたいと心が逸《はや》っているときの「私」は、早くそれを実証したいものだから、患者に次々に精密検査をやるでしょう。でも、その患者が自分にとって大切な人であったときの「私」は、精密検査で結果が判明することを、できれば先送りしたいような気持ちになる。「まあ、今日のところは、これでいいでしょう」と言って、検査もせずに患者を帰すかもしれない。

医者の心というのは、ひとつは悪魔なのです。自分の獲物を欲する。「私」は、膵臓という「臓器」、あるいはがんという「悪性腫瘍《しゅよう》」を求めているのです。挑戦しがいのある対象です。それは、“Ich und Es《イッヒ ウント エス》”、「私」と「それ」の関係です。ところが、大切な人の奥さんや子どもが患者であった場合は、「私」は患者が膵臓がんではないことを望む気持ちになる。そのときは“Ich und Du《イッヒ ウント ドゥ》”、「私」と患者の「あなた」という関係です。

人間というのは、こうした悪魔的な部分と、天使のような部分の二面性をもっているのです。サイエンスでもある医学は、たとえば動脈硬化を起こした組織やがん化した細胞を対象にします。同時に、医学を実践する医師は、そうした組織をもつ「人」と向き合うのです。つまり、医師は、つねに“Ich und Es”「私」と「それ」の関係なのか、“Ich und Du"「私」と「あなた」の関係なのかを問われている、ということです。

こうした二面性に医師自身が気づくのは、たいてい年を取ってからです。石飛先生も医師になって三十年してから気づかれたわけですね。

石飛——日野原先生がおっしゃるように、たしかにかつての私は、学会で発表するために、症例をとにかく稼がなければならないと思うところがありました。症例の数が勝負だ、と。そこから三十年してやっとですね、何か違うのではないかと気づくようになったのは。

日野原——この目の前の人に胃ろうをつくっていいのか？　自分だったら、もうそんなことはしてほしくないけれども、それをやっていいのか？　そういう心境に、先生はなられたのではないですか？

石飛——ええ、まさにそうです。そういうかたちで生きること、ただ時間だけを生かされているような生き方を、はたしてご本人は望んでおられるのか、と。

これは私が本を書いた二〇一〇年より後になりますが、国内の医療者にアンケートをとったところ、「自分なら胃ろうはつけてほしくない」と回答した人が九割を超えているということでした（「認知症末期患者に対する人工的な栄養・水分補給法の施行実態とその関連要因に関する調査」二〇一〇年）。ところが、現実には、相当の数の人が胃ろうの適応とされ、胃ろう造設の手術を受けています。

つまり、「自分なら胃ろうはいやだ」と言っている医師たちが、患者さんには胃ろうをつくることを支持しているのです。しかも、その八割は老衰の終末期で、ご自分の意思も表明できなくなった方です。「自分にしてほしくないことを他人にするというのは、倫理の基本に最も反する」と、つい先日も倫理学の先生からうかがったばかりですが、胃ろうはその典型のようなものです。

川島――石飛先生、胃ろうは十九世紀のころからすでにあったようですが、術式が簡単になってからすごく普及したわけですよね。まるで、おなかにボタンを取りつけるように簡単になってから。

石飛――ええ、そうですね。麻酔の時間を除けば、手術自体は内視鏡をつかって数十分で済みますから。

川島――でも先生、たとえばお年寄りの食欲がなくて、口からも召し上がれる状態ではなくて、このままではよくないというときに、一時的に胃ろうにして、後になってから抜くこともできますよね？

石飛――ええ、回復して、また口から食べられるようになるのであれば、それは結構な話です。胃ろうを抜いてもいいですし、この先また利用するかもしれないからということで、そのままにしておいてもかまいません。その間つかわなければいいだけのことですから。口から食べられるのであれば、それに越したことはありません。しかし、残念ながら、まずそういう例はないですね。

川島――ないのですか？

石飛――あったとしても、百例中、二例か三例でしょう。たとえば、初めからまもなく回復することがわかっているとき、脳梗塞の急性期で、いまは反射も落ちているけれども、いまさえしのげば、この後リハビリをして十分に回復する可能性がある。そういうときには、胃ろうは大いに意義のある方法です。ですが、そういうケースで胃ろうを設置するのは、おそらくひとケタどまりでしょう。短期間だけ栄養を補給するのであれば、胃ろう以外にも、たとえば点滴という方法もありますし、鼻から胃へ管を通して栄養を送る方法などもあるわけですから。

それとは別に、いま私が問題にしているのは、呼びかけなどに対する反応もほとんどなく、これから再起される可能性のない方の場合です。進行したアルツハイマー病の方とか、非常に広範な梗塞で、しかも繰り返して起こしているような脳梗塞がある方への胃ろう造設が、はたしてよいのかどうか。ご自分で飲み込みのできない、たいていは意識レベルもかなり低く、人生の終末期に入っているといえるご高齢の方の場合のことを、私は言っているのです。そういう状態でありながら胃ろうをつけられている方が、どう少なく見積もっても、胃ろうをつけている方の七割、おそらく八割以上の方がそうだろう、といわれています。

「胃ろうもつけずに放っておくのは、餓死させることになるんじゃないか」とか「保護責任者遺棄致死罪に当たるんじゃないか」とびくびくしている。いったい何に対して怖がっているのでしょうか。最大の問題は、胃ろうするかしないかの選択の場面に、主役であるご本人が不在である点です。周囲の人間が、自分に責任を問われはしないかと、そればかりを考えているのです。口から食べられなくなったらどうするか、これはわれわれ自身の生き方の問題としてとらえていくべきだと思うのです。

特養での平穏な終末

川島――「人生の終末に胃ろうは必要なのか？」と石飛先生は疑問をもたれ、そして実際に、胃ろうをしないという選択をされた方を特養に受け入れてこられたわけですが、そこに至るには、きっとよほどの決断が必要だったのではないですか？

石飛――いまにして思えば、きっかけがあったのです。もちろん、それ以前は、誤嚥性肺炎をおそれて、「口から食べられなくなったら、胃ろうもやむなし」とスタッフもご家族もみんな思っていたわけですが、それを変える出来事があったのです。

その一つは、私が特養に来てからすぐのことです。母親をホームにあずけておられた三宅島出身の息子さんが「三宅島では年寄りにこんなことはしない」と言って、目の前で男泣きされましてね。というのも、母親が誤嚥性肺炎にかかって入院していた病院で、ようやく肺炎が落ち着いてそろそろ退院というころに医者から、「嚥下《えんげ》機能が低下しているので口から食べるのは無理だ」と言われた、と。胃ろうにはしなかったけれども、鼻から胃に管を入れることに同意してしまった、とご自分を責めておられるのです。入院中、世話になった医者に、「そんなことはしなくてもいい」とは言えなかった、と。けれど、三宅島では、年を取って食べられなくなったら、ただコップ一杯の水をそばに置いておくだけだ、というのです。そうして、水だけでひと月を生き、最期は苦しまずに息を引き取るのだと聞かされました。この話は、私には衝撃でした。

そうして、二つ目の出来事が本当の転機になりました。八十六歳の認知症の女性がホームに入所されていました。ご主人は、妻の介護を始められてから二十余年ということでした。八歳年上の姉さん女房で、連れ添って六十年というご夫婦です。ご主人は戦争に行く前から、二軒隣に住む年上の女性のことを「きれいな人だな」と思っていたそうです。で、戦争から焼け野原の東京へ帰ってみると、その女性が戦争中ずっと母親と妹の面倒をみてくれていた。そうして思いがかなって夫婦になったのだと、うかがいました。

その認知症の妻を介護されているあいだに、ついに誤嚥性肺炎になって入院されたのですが、「胃ろうにするしかない」と医者に言われた、と。けれどもご主人は、「私が誰かもわからなくなった女房ですが、これほど恩のある女房に胃ろうをつけたりしたら、恩をあだで返すようなものです」とおっしゃる。「先生、胃ろうをつけないままじゃ、もうこのホームには帰ってこられないんでしょうか？」とたずねるのです。

それまでは、病院から「胃ろうにしなさい」と言われれば、例外なく、みなさん胃ろうをつけて戻ってこられました。でも、私はそのご主人に、「胃ろうはつけたくないというこ とですね。わかりました。どうぞ、そのまま帰ってきていただきましょう」と答えていました。

それからというもの、ご主人は毎日ホームに来て、妻の食事介助を自らなさいました。毎食、それは非常に時間がかかります。それこそ慎重に介助しなければ、誤嚥性肺炎はまたいつでも起こります。一日にやっと六〇〇キロカロリーを介助するのが精一杯です。ご高齢の女性の標準的な必要カロリーからしても、その半分にも満たないカロリーです。それでも、一日わずか六〇〇キロカロリーで生きて、そうして最後は何も食べなくなって、眠るように亡くなられました。その間、何と一年半です。

最後の最後は水さえもとれませんでしたが、それでも最後までお小水があるのです。からだをどこまでも軽くして楽に死ねるように、人間はできているということです。妻の最期を看取られたときのご主人は、実にさわやかなものだったですね。

川島――ええ、きっとそうだったでしょうね。目に浮かぶようです。

石飛――病院で「胃ろうの適応」といわれながら、胃ろうをつけないままの人を特養でケアするということは、介護士からすれば、おっかなくてしかたがない。看護師も腰が引けていました。誤嚥して、肺炎で亡くなるという危険と始終向き合わなければならないわけですから。

ところが、結局このご主人に引きずられて、といいますか、その熱意にほだされて、ご主人が介助なさるのを介護士たちはただじっと見ていることができなくなって、一緒にやり出したのです。そうしたら、ほんの少量ですが、ちゃんと口から食べてもらうことができた。そうして、一年半、生きられたのです。

そうすると、入所されていたほかのご家族の方も、「それなら、私たちも胃ろうをつけずに」ということで、胃ろうをつけないという選択肢が出てきたわけです。そうして、口から食べられなくなったときにどうするのかを、ご家族と私たちとで何度も話し合っていくということがだんだん増えていきました。あのご主人が幕を開けたのだと思います。

胃ろうにしないで、自然が要求している以上の栄養を与えることはせず、最後までその人らしく生きていただいて、そうして自然に任せるように看取るという体験をしたおかげで、ホームのスタッフの意識が変わりました。「胃ろうをつくらないという選択もあっていいのだし、それを私たちは支えることができるのだ」と、職員が共通して思えたことで、ホーム全体の空気ががらりと変わりました。

川島――勇気がいることだったでしょうね。すごいですね。

石飛――いや、私がいちばん勉強させてもらいました。「ああ、こういう死に方があるのか」と。それまでの私からすれば、「口から食べられない状態なのに、胃ろうはしない。点滴もしない」というようなことは、端から考えもしない話でしたから。ところが、けっして無理強いせずに、その方が食べられるだけの量を介助して、そうしてさらにだんだん食べなくなれば、その自然の流れに任せ、量もさらに減らしていく。その後はただただ眠って、最後までお小水が出て、そうして呼吸困難もなく、静かに亡くなっていく。「そうか、こんな死に方があったんだな」と、私自身が本当に驚きました。

でも、こういう終末はかつての日本にはあったわけです。その看取りの文化を、もう一度取り戻すべきときではないかと思うのです。

キュアの限界、ケアの可能性

石飛――病気というのは、ただ一回きりしかない人生途上のピンチ、ある意味でひとつの危機です。それは往々にして、ある臓器の、ある部分の故障ですが、医者であるわれわれはその壊れたところを修復して、一回きりしかない大事な人生をまた大事に生きていただく。そのためにどんな挑戦も果敢にやって、患者さんと一緒に危機を乗り越える。それが外科医の役目だと認識してきました。もちろんそれは、けっして間違いではないのです。

けれども、さきほどもお話ししましたが、結局そうやって治して生かしたはずの一生の行き着く先がどこかといえば、世界に類を見ない超高齢社会の老衰の終末期です。しかも、わざわざそこで死ぬために、家や施設から病院というところへ送られてくるという現実です。その病院で、終末のいのちに対していったい何をしているのか。

先日も、都内のある中核病院の医者から電話がありました。「話を聞いてほしい」というので会ってみると、なかなか威勢のいい若い医者でした。呼吸器内科の勤務医だというその彼が、「私の病棟の入院患者の九割以上が、誤嚥性肺炎のために入院してきた八十、九十歳台の人たちです」と。そして、「一週間から十日で肺炎は治して消化器外科に回します。私はそのあいだだけの主治医です。九十歳にもなる患者さんが、どういう経緯で肺炎を起こして、ここへ来られたのか。どんな背景がある方なのかを、家族とゆっくり話す余裕もなく、肺炎が治ったら次へ回ってもらうのです」と。呼吸器内科から患者さんを引き取った消化器外科病棟の医者がやることは、いまや病院のひとつの役目ですから、胃ろうをつけて次へ回すのだ、と。この現実を、私に伝えたかったのです。いま病院の医者たちも、「何かおかしなことになっているぞ」と感じ始めているということです。

日野原――病院の健康保険の収入からすれば、診察だけではただみたいなものですからね。三十分の診療でも五分の診療でも収入は同じ。となれば、病院としては検査をして、所見があって、治療をする、ということで収入を得るほうが経営的にはよほど効率がいい。だから、病院に勤める医師に「患者のために」という気持ちがあっても、なかなかそうはいかないのが現実でしょう。

アメリカなら、医師はまず、「いままでにレントゲンや心電図を撮ったことがありますか。あるのなら、それを持ってきてください」と患者に言って、同じ検査を繰り返さないのが、医師の基本的な診療術とされています。けれども、日本では病院を変わるたびに、また同じ検査をされますね。福島での原発事故以来、放射線のことは話題になっていますが、レントゲンやCT（コンピュータ断層撮影）を短い期間に二回三回と撮っていれば、それこそ少なからぬ被曝ですよ。日本は、繰り返す検査によって被曝する危険をまるで問題にしていない。患者の安全と医療の経済性を考えて、二重の検査を排除するというようなことが、日本のいまの医療保険のシステムにないことは非常に問題です。

石飛――たしかに診療報酬制度（＊18）にも問題がありますね。先日、医師であり哲学者でもある方とお話をして、「いまの医者に足りないのは宇宙観ですよ」と、その先生がおっしゃるのを、なるほどと思いながらうかがいました。いろいろな解釈があるかと思いますが、「胃ろうをつけないで餓死させていいのか？　保護責任者遺棄致死罪に当たるぞ」という、突きつめていえば、医療者側の保身ともいえる考え方や、あるいはかつての私のように、「とにかく治せる医者になろう。治せるのは外科医だ。外科のなかでも血管外科は最もはっきり勝負がつくところなんだ」と、どんどん狭く専門的にのめり込んでいく。しかし、それはいったい何のためなのか？　自分の手柄にするためだ、なんていうのはとんでもないことです。ご当人にとって、それはいったい何なのか？　その人の一生にとってどういう意味をもつのか？　それを問うことこそが宇宙観なのでしょう。

いってみれば、私たちは当たり前のことを忘れていたということです。おそらくいまこそ医療者だけでなく国民すべてが、人生の終末をどう生きるかという生き方の問題に真剣に向き合い、考えるべきときだと思います。今回の大震災は、「このままの生き方で本当にいいのか？」と、私たちに問いただしているような気がしています。

川島――「いのちが何よりも大事」とは誰もがいうけれども、胃ろうをつけて生きている人もそうかもしれないですし、避難所で毎日を送っている人も、もちろんいのちは助かったといえるのでしょうが、そのなかには〝ただ生きているだけ〟としか呼べないようないのちもきっと含まれていますね。その人らしく、よりよく生きているいのちが、本当のいのちなのであって、そうした本当のいのちを支えていく手助けをするのが、本来のケアだと思うのです。

石飛――胃ろうにするかしないかの選択にしても、ご本人は「もう食べたくない。もういらない」と全身で知らせてくださっている。それなのに、こちらは「どんなかたちであれ、栄養をからだに入れなければ餓死させることになるんじゃないか」と、びくびくしている。

でも、よく考えてみると、「こちら」というのは、家族や医療者であって、ご本人ではない。つまり、本人のことをそっちのけにして、自分の身の安全とやらを考えているのです。責任を問われはしないかと怖がっているのです。どんな状況になろうとも、医療をやるだけやっておかないと、ご家族はともかくも、遠い親戚だとかが、「なぜ、治療もしないで放っておくのか」と、病院や施設に対してクレームを言ってくるのじゃないかとおそれている。いや、クレームどころか、刑法二一九条の保護責任者遺棄致死罪に引っかかって、警察に捕まってしまうかもしれないと、何の根拠もないのに、妙な強迫観念に取りつかれているのです。どれもおかしな錯覚です。

最近になって、『ハリソン内科学』（メディカル・サイエンス・インターナショナル）のなかに本質を突いた記述を見つけました。医師ならば、必ず手にするバイブル的な内科の教科書です。その原著第十七版にはっきりこう書いてあります。「死を迎えつつあるから食べないのであって、食べないから死ぬのではない」と。

いったい、いつから日本人はかつての精神性をなくしてしまったのでしょうか。昔の日本人は、自分で自分の最期をちゃんと決めていました。深沢七郎（一九一四－一九八七）さんの『楢山節考』（新潮社）にもあるように、お年寄りはひとさまの迷惑にならないように、引き際は自然に任せ、見事に人生を閉じることまでしていました。西郷隆盛（一八二七－一八七七）も、「もうこの辺でよか」と言って最期を迎えたそうです。それがどういうわけだか、なし崩しにされてきました。「医療という方法があるのなら、それはとことんやっておいてもらわなければ損をする」というような気になって、いま、日本人みんなが迷い道に入り込んでいるような気がします。

日本人はもう一度、かつての精神性を取り戻さなくてはいけないのではないでしょうか。「死ぬのだから食べないのであって、食べないから死ぬのではない」ということばに日本人が真剣に耳を傾けることができれば、看取りのあり方も変わってくるのではないかと期待しているのですが……。

日野原——医療がすべての病気を克服できるかのような錯覚を、医師ももっているし、一般の人ももっているということでしょうね。「最後の瞬間まで生きる」ということが、「病気のない状態を守り続ける」ことと同じであるかのような思い違いが、いつからか広がってしまいました。「生きている」ということを、「病気のない状態」としてとらえる誤った考え方をしているから、医療に対して、ありもしない幻想を抱いてしまうのです。

先生方はご存知でしょうが、十六世紀のフランスの外科医アンブロワーズ・パレ（一五一〇―一五九〇）のことばだとされる有名なフレーズがあります。ケアの本質を見事に言い当てたこのことばを、私たち医療者はあらためて自覚すべきでしょう。

まず、パレはこういっています。“To cure sometimes.” 治すこと（cure）は、「ときどき」できる、と。言い換えれば、「ときどき」しかできない、と。医学が進歩した現代では、たいていの病気を医者が治しているように見えるかもしれませんが、治療で完治できる病気は、いまだにほとんどないといっていいのです。そもそもかぜは、医者が治しているのではなく、放っておいても自然に治ってしまうものなのであって、医者がせいぜいできるのは、熱を下げたり、のどの痛みを抑えたりといった、かぜに伴うつらい症状を緩和することくらいです。医者が薬を処方したところで、かぜそのものを治しているわけではありません。動脈硬化にしても、手術で血管のつまりは解消されたようにみえても、日が経てば、そうした傾向をもつ人はいずれまた動脈硬化を起こします。つまり、完全に病気を治すことなどできていない、ということです。人間のからだは、機械の故障を部品交換で元どおりに直すのと同じようにはいかないのです。

石飛――まったくそのとおりです。血管のつまりを手術で取り除いても、それはその人の一生という長い目で見れば、一時的なものにすぎません。

日野原――でも、"To relieve often."痛い、かゆい、ふらつくといった症状を軽減することは、「しばしば」できる、と。ケアですね。ここには看護も入ってきます。

そうして、"To give comfort always."病む人に安らぎと慰めを与えることならば、「いつでも」できる、と。これもケアであり、看護師はここに大きな関与をしていますね。

治すことは医師の本分ではあるけれども、実際に治せるものはわずかなのです。医師にできることはそう多くないということです。けれども、がんの痛みをモルヒネで和らげるようなことは、しばしばできる。そうして、いよいよ死が間近に迫った人があれば、その死のおそれに寄り添い、不安をなだめ、心に安らぎを与えることは、いつでもできるのです。治すこと、キュアは非常に限定的だけれども、ケアには多くのことが可能なのです。ところが、そのケアがいまの医療のなかで十分に提供されていない。いったい、これはどういうことでしょうか？

たとえば、背中のかゆいところを掻《か》いてもらうというときに、漫然と背中全体を掻かれてもじれったい気がしますね。「かゆいのはどこ？　ここ？　じゃあ、ここ？」とたずねて探し当てるように、相手の本当に望むところに焦点を当てたケアをしなければ意味がありません。

さらにいえば、たとえばがん患者の身になって考えれば、がんを治せるか治せないかということよりもはるかに大事なのは、がんをもったその生き方がどうであるかということです。病そのものよりも、それを抱えた生き方を、当人も私たち医療職も問わなければならない。病をもつその患者に生きがいという希望を与えられるようなケアを私たちはやはり求めるべきでしょう。

近代ホスピスをつくったイギリスのシシリー・ソンダース先生（一九一八－二〇〇五）を訪問したときに、「ホスピスの本質は何でしょうか？」という私の問いに、ひと言でいえば、“Being with the patient”（病む人とともにあることです）と、先生は答えてくださいました。いよいよ死が迫った人に対して医師ができることは、せいぜい痛みを取り除くことくらいですが、死に臨む人に寄り添い、「あなたはけっして一人ではないですよ」という思いを込めて手を握る。そうしたケアは、最後まで提供できるのです。

アメリカ内科学の父といわれ、またジョンズ・ホプキンス大学に初めて看護学校をつくったことでも知られるウィリアム・オスラー先生(*7)(一八四九－一九一九)も、看護師たちにこういっています。

「終末に近づいた患者が壁を向いて苦しさに耐えているとき、あなたはそれを黙って見守れるような人でありなさい」と。声をかけて、こちらにわざわざ顔を向かせたりしないで、そっとそのまま見守り、黙って立ち去る人でありなさい、といっています。その無言のなかに込められたやさしさ、配慮は、最期のときを迎えつつある人の心をどんなに慰めることでしょうか。背を向けたままじっとつらさに耐えている患者と、見えない糸で看護師はつながっているのです。そうした見えない糸までも心に描きながら行動するやさしさと賢さは、ケアを実践する看護師には欠かせないと思います。

胃ろうを看護はどう見るべきか

川島――「医師にできることは、実は少ない」という日野原先生のお話は、いまだにそのことにお気づきでない先生方もいらっしゃるようには思いますが、本当にそのとおりだと思います。では、看護師は、「しばしば」あるいは「いつでも」できるはずのケアを十分にやっているのかというと、残念ながらそうだともいえないように思います。私は胃ろうについては、看護の後退というか、看護としてすごく反省をしているのです。

昨年の二〇一〇年はフローレンス・ナイチンゲール(＊6)(一八二〇―一九一〇)の没後百年で、私はナイチンゲールの映画をつくって、その上映会を兼ねたシンポジウムを開きました。そのときに、「みなさん、胃ろうについてどう考えますか?」と問題提起をしてみたのです。胃ろうにするかしないかの判断は、口から食べることができるかできないかの見極めに始まるわけですが、はたして目の前の患者さんが本当に口から食べられないのかというアセスメントを、看護師はどこまで真剣にやっているでしょうか。胃ろうに対して看護はもっと関心をもち、もっと看護の視点や技を活かすべきだということに気づいてほしくて、私はシンポジウムのテーマにあえて取り上げてみたのです。

どんなに少量で、摂取できるカロリーが少なくても、口から食べることの価値がいかに大きいかを、それこそ数十年も私は言い続けてきました。その経験も積み重ねてきました。口から食べることの意義は何かといえば、まず唾液が分泌されて、口腔内はそれだけで免疫系のバリア機能が働きますね。そうして、食べものがのどを通ることで、内臓が動き始めます。腸も動いて、排便も促されます。自律神経の副交感神経が優位になって、ナチュラルキラー細胞が活性化して免疫力も向上し、いわゆる自然治癒《ちゆ》力も高まります。食べられない人が、口からわずかひと口でも、ひとかけらでも食べられただけで、そこから食欲が出てくることもあります。当然、意識もしっかりしてきます。生きる意欲だって生まれます。

けれど、私の目からすれば、口から食べられるかどうかの試みを看護師が十分にやらないうちに、胃ろうが選択されているように見えるのです。「そんなことはありません」と、はっきり言い切れるでしょうか？　その辺りは看護や介護の人手不足を言い訳にしていてはいけないと思うのです。

本当の看護は何か？　本当のケアは何か？　これほどまでにあっさり胃ろうがつくられる社会状況は、本当のケアがなされていないからではないでしょうか。胃ろうがこんなにも増えていることについては、私は看護が反省しなければいけないと思っているのです。

石飛――胃ろうについては、ことに地域を支えている訪問看護師の方たちは、それがご本人の生き方にかかわる問題なのだということについて、おそらく以前からよくわかっておられたのだろうなと感じます。ただ欲をいえば、あともう一歩踏み込んでほしいと思います。

先日、こういうことがありました。講演の後、フロアから訪問看護師の方が手を上げて、こう涙ながらに言うのです。九十歳のご高齢で、意識もほとんどない方について、ご家族と訪問看護師とで、「もしも、この先ご本人が口から食べられなくなっても、胃ろうはつけないで自然のままゆっくり終えられるようにしましょう」ということになっていた、と。ところが、誤嚥性肺炎になって病院に入院したら、「胃ろうをつけなきゃだめだ。つけなきゃ餓死させることになる」と医者に言われて、そのひと言で結局、胃ろうをつけて帰ってこられた、と。それが訪問看護師として情けなくてしかたがありません、と泣きの涙で訴えられました。会場のあちこちから、隣同士うなずき合う声が広がりました。かつて、医者としてそれと似たようなことを患者さんやご家族に言ってきた私は、一瞬、返すことばにつまりました。

医者はたしかに横暴なところがありますからね。医者から強く言われれば、家族は黙ってそれに従うよりほかにすべがない。外科医であった私には、身に覚えがあることです。医者は一方的に、「これが患者さんにとって最善なんだ」と、決めてかかるところがたしかにあります。

けれども、そこを何とか、訪問看護の人たちにはもう少し踏ん張ってもらって、相手が医者であろうが、言うべきことはきちっと言うようにがんばっていただきたい。保助看法で看護師のやるべきこと、やれることの範囲は明文化されているのでしょうが、「医師の指示がどうであれ、つねに医師の指示には絶対に従わなければならない」とは書かれていないはずです。

ご本人にとって何が最善なのかを考え、それを目指すのがわれわれのケアの最終目標なのですから、看護師の方は看護の目と心でとらえたご自分の考えを、医者やそのほかの人間にしっかりおっしゃることが大切だろうと思います。

日野原――法律というものは、場合によっては進歩を止めてしまう側面がありますね。保助看法は六十年以上も前につくられて、もちろんこれまでに改正もされてきましたが、この法律によって守られている部分と、これに縛られている部分があるわけです。

どんな法律でもそうですが、違反すると罰則を受けるから、それをおそれるあまり、法律から逸脱しないことばかりを考えるようになってしまいます。そもそも何のための法律であったのかを忘れて、いつのまにか、ことの本質を見失わせてしまうことも出てきてしまう。あるいは、時代の要請にそぐわなくなっても、そのまま何十年と変わらず、法律がそのまま放っておかれたりすることがあります。

たとえば、気管挿管《そうかん》(＊19)は医師法によって医師にしかできない医療行為とされてきましたが、この法律のあるおかげで、救えるはずのいのちを救うチャンスを逃しているのではないかと、以前から指摘されていました。意識を失い、自発的な呼吸ができなくなった人に対する対処は一刻を争いますが、そうした人のもとへ最も早く駆けつける救急救命士には医療行為ができない。医師免許のない彼らに医療行為をやらせるのは危険であり、そもそも法律違反だという理由です。

けれど、訓練さえ積めば、救急救命士にも気管挿管は十分にできるのです。そうして、訓練を受けて、その技術を認められた救急救命士については、気管挿管が認められることになりました。それは、二〇〇四年になってからようやくです。法律が、はるか後方から現実を後追いしているようなものです。こうしたケースは、ほかにも数多くあるはずです。極端なことをいえば、現状を変えていくには、法律を破ってでもやらざるをえないような状況なのです。まったく、おかしなことです。

法律を改正するには、その流れを国民が強く支持しなければどうにもなりません。そもそも法律というのは、百年、二百年も耐えるに足るものであることを目指してつくられます。もちろんそうであってほしいけれども、同時に、その法律が人々にとってさらによいものに変わっていくことに対して、いまよりも柔軟であるべきではないでしょうか。法律家が、「私は、この法律が人々にとってさらによいものへと変わっていく〝きっかけ〟をつくったのだ」と考えるようであってほしいと思うのです。

石飛――ええ、まったくそのとおりですね。

2　医師の視点、看護師の視点

日本の近代看護の始まり

日野原――日本の看護師の養成については、医師が看護の教科書を書き、講義をするというところから始まりました。「看護の技」というのは「医の技」とは異なるものですが、それを教える者がいなかったので、医師たちがナイチンゲールの書いたものなどを読んで、「看護とはこういうものだろう」と理解をし、そうして看護学校をつくり、看護師を養成してきたという経緯があります。そうやって教えられた看護というのは、医師をいかにアシスト（援助）するかということが強調されていたとしても不思議ではありません。

しかし、はたして医師が教えるのが看護なのか？　いったい看護とは何であるのか？　看護そのものの存在の意味は何か？　そうした反省が徐々に出てきたわけです。川島先生は医師とともに長年働いてこられて、その辺りのことは身にしみて感じていらっしゃったのではないですか？

川島　——　そうですね。私たちの学生時代はちょうど終戦の直後で、制度改革が次々に起こったときです。それまでは医師と看護師は絶対的な垂直関係、つまり、医師の下に看護師がいるのだという図式が厳然としてありましたが、私が学んだ日赤女専（日本赤十字女子専門学校。現在の日本赤十字看護大学の前身）や聖路加女専（聖路加女子専門学校。現在の聖路加看護大学の前身）は、これからの看護の模範学校としての意識が非常に強くありましたから、「看護師は、医師と対等な関係にある専門職だ」と教え込まれました。「あなたたちはこれからの日本の看護を背負って立つリーダーなのです」と教えを受けて、学生たちはすごく背伸びをしながら学びました。誰もが「私たちがこれからの看護をよくするんだ」という熱い思いを胸に抱いて卒業したのです。

ところが、臨床では、医師が「ちょっとタバコ買ってきてくれよ」とか「今晩当直だから、食堂に行ってお鍋にごはんもらってきてよ」というようなことを平気で先輩の看護師に要求するのを目の当たりにしました。看護の専門性を学んできたという自負が私にはありましたから、「私たちは看護として独立した仕事があるのですから、どうぞご自分でお願いします」なんて対応をして、それはしょっちゅう衝突をしていました（笑）。

でも、そうやって衝突しながらも、「いったい看護って何だろう？」ということをずっと考えていました。そうして、「看護が存在することが、医師にとって助けになったり価値があったりするのはもちろん大事だけれども、それ以前に、患者さんにとって最もよいことでなければならない」と、強く思うようになりました。

その後、私は小児病棟を経験し、いったん産休をとってから復帰した先は耳鼻咽喉科の外来でした。小児病棟というのは、その性格上、他科に比べて医師と看護師が対等に子どもをみていくところがありますが、耳鼻科の外来は小児科とは違って、医師単独で診療を進めるので、看護師はただの小間使いのようでもありました。当時は使い捨ての耳鏡も鼻鏡もなかったですから、たった十数個の耳鏡をつねに洗っては消毒し、何百本という綿棒を巻いて、つかって、洗って、というようなことを毎日やっていました。

耳鼻科の外来に移ってから十年後の一九六〇年代の終わりのころには、アメリカからプライマリー・ケア（＊20）という考え方が出てきました。「そうだ、外来には外来の看護があるはずだ」と思い、外来看護とは何かを私もいろいろ考えはするのですが、現実には葛藤が多かったですね。医師がとにかく絶対的な存在としてある耳鼻咽喉科では、看護師は医師が望むとおりに動くことを第一に求められましたから。

先生方は鼻鏡や耳鏡で局所をのぞいて、「鼻茸ができています」とか「鼓膜が赤いですね」と、それこそ局所しかご覧にならないのですが、私は耳鼻科外来にいた十三年のあいだ、患者さんの苦痛、訴えは何かということに心を向けました。たとえば、片方の鼻づまりがあるだけで、受験生は勉強にも集中できません。そのつらさを推し量って、どうしてさしあげられるかを考えます。片耳に難聴のある方には、日常生活上の危険、たとえば町の中を自転車で走るときに遭遇する危険性についてよくお話をする。そうしたことに、看護として配慮することに努めました。

あるいは、めまいや耳鳴りの症状を訴えられるけれども、治療ではいっこうに治らないという患者さんたちが、私たち看護師がお話を聞くうちに症状が消えるということもたくさん経験しました。池田勇人首相が昭和四十年に喉頭がんで亡くなった後しばらくは、喉頭異常感を訴えて来院される患者さんがうわっと増えました。外来というところは社会的な事象に顕著に反応するのだということをつくづく感じたわけですけれども、医師は喉頭がんを万が一にも見逃してはいけないという頭がおありだから、レントゲンを撮り、内視鏡で診、ネブライザーをするということをどの患者さんにもひととおりなさるのです。でも、実際に異常のある人はほんのひと握りで、ほとんどは生活環境などが影響した心因性といってもよい喉頭異常感でした。

来院された患者さんに私たち看護師がお話をうかがってみると、家庭のなかに不和があったり、電化製品が家庭のなかに登場してきて、急に家事にゆとりが出て暇になったことが喉頭異常感の背景にあることがわかってくるのです。そうして、その背景を理解してさしあげるだけで、症状もなくなるということが実に多くありました。看護は、局所ではなく、その人の全体性、社会とのつながりや家庭の背景にまで目を向けていなければならないということも、この耳鼻科の外来で学びました。

それこそ局所しかご覧にならない先生方と一緒に働いたおかげで、逆に看護の幅の広さというものを実感できたのかもしれませんね。医師があまりに全人的だと、看護師は出る幕もないのでしょうけれど、これについては幸いだったといわなければいけませんね（笑）。

石飛――いやいや、医師の考えそうなことをご指摘いただいて、よくわかります（笑）。

川島――「外来というところは雑用ばかりで、ここには看護がない」と、外来に配属された当初は思っていたのですが、「外来にこそ看護がある」と気づくことができました。外来というのは、病院の機能の一つとして病院のなかに位置づけられてはいますが、外来を受診される患者さんは、在宅ケア、地域ケアの視点でとらえなければいけません。「外来看護は在宅ケアの要だ」と、外来に勤務しているあいだに実感しました。外来看護の役割は、これからますます重要になってきますね。

医師の役割、看護師の役割

川島――看護がよいパートナーと手を組んで、よいパートナーシップを発揮できたとき、患者さんにとって最もよいケアが実現できるのだと思っていますが、現実は思い描くとおりにはいっていないという印象です。

これは医学の宿命のようなものなのかもしれませんが、さきほどの日野原先生のことばを借りれば、医学はますます「私」と「あなた」ではなく、「私」と「それ」になっているように思います。臓器をさらにさらに細分化してしまって、非常に狭い領域の専門家ばかりが増えていっているように思えるのです。脳外科では頭しか診ない。泌尿器科では泌尿器しか診ない。そんな先生方が増えていらっしゃるような気がします。

昔は虫垂炎の手術ができて、胃の手術もできて、という先生方がいらっしゃいました。いまはそれぞれの臓器の専門家がいて、ご自分の専門とする臓器だけを診ていらっしゃる。がんを患った知り合いは何人もいますが、その誰もが口をそろえて、「自分から言い出さないかぎり、お医者さんは全身を診てくれない」と言うのです。膀胱《ぼうこう》がんと診断されたら、泌尿器科で膀胱しか診てもらえない。乳がんとなったら、そこしか診てくださらない、と。「肺に転移しているんじゃないかしら?」とか「胃の検査はしなくてもいいんだろうか?」とか、患者のほうから申し出ないと動いてくださらない、と。患者のほうから言ったら言ったで、「そんなに心配なら他の科に回しましょう」というような対応で、「トータルに診てくださる医者がいない」と言うのです。

日野原――私が大学を出て京都市立伝染病院に勤務したころは、夜勤の当直でひと晩に七十人もの患者を一人で担当しながら、その病歴を書き、便を塗って赤痢《せきり》菌の培養をし、片や結核菌の染色もし、顕微鏡をのぞくということをてんてこ舞いでやるうちに、夜が明けていました。昭和十二年ぐらいのことです。で、その当時の看護総婦長というのは、回診する院長をうちわで扇いだり、汗をぬぐうハンカチを出したりしていました。看護のヘッドがそういうことをしていたのですから、驚きますね。

それがだんだん、「私たち看護師は、医師が指示する検査の下働きをする存在ではない」というような意識が強く表れてきました。その一方で、昭和三十年あたりから臨床検査の技術が進んで、検査の主体が臨床検査技師たちに任されるようになり、医師のほうも技師たちの技量を大いに頼りにするようになりました。

医師の検査の下請けのようなことを看護師がしなくてもよくなって、解放された面はあるのでしょうが、では、「いったい看護師は何をする存在なのか?」ということになってきたのです。看護師は、この臨床検査技師ほどには医師の力に十分になりきれてもおらず、いまの医療のなかに中途半端にぶら下がっているような印象を受けてしまいます。いったい看護の存在価値はどこにあるのか？　看護師は自分たちの専門性をもっと見つめ直して、医療のなかでそれをうまく表現してみせなければいけません。

ひとつは、看護だけがもつ、患者に関する情報の価値をもっとアピールすることでしょう。医師はたいていの場合、回診のときぐらいしか患者と接しません。一人の患者と接する時間は、二十四時間のなかのせいぜい十分かそこらです。けれども、看護師は二交代あるいは三交代で、一日二十四時間のすべてを担っています。患者さんの生活全般を把握しているのですから、それは本来は貴重なデータであるはずです。ところが、医師はそのデータを利用することなく、わずか十数分の回診のときに自分が診てとらえたことや、臨床検査技師からもらった検査結果だけを頼りにして治療を進めています。

看護師のもつ貴重なデータを、医師の診断や診療に意味のあるものとして活用してもらうためには、看護師はもっと知恵をしぼり、もっと工夫をすべきでしょう。医療にかかわる者同士が、「どう協働すれば、患者にとって最も望ましいケアを提供できるのか？」という大目的に向かう視点から、看護の役割をもう一度考えてみる必要があります。

石飛――長い時間を、患者さんだけでなく、ご家族ともつきあい、生活の視点から患者さんの全体像を把握しているのは、やはり看護師ですね。われわれ医者は、「ここは医師の判断がなければ先へ進めない」という場面にだけ出ていって……。

日野原――そう、つまみ食いをやっている。

石飛――ええ、まあ、わるくいえばそうですし、またそういう役目や役回りを担うのが医者であるとも思います。医者が看護師と一緒になって二十四時間患者さんにタッチするというのは、あまり効率がよいとはいえません。患者さんとのタッチの、時間のかけ方や密度の差は、ある意味では効率的な役割分担だと思うのです。看護師が患者さんの二十四時間にわたる生活まで含めてみながら、医師に対して「これは医学的にみて、このまま放っておいていいんですか？」というふうに言ってくれるのが、いちばん効率がいいと思います。

現に芦花ホームの看護師は、ケアを担うスタッフの要になってくれています。介護士への伝達や指示は具体的でありながらも、しっかり相手の専門性を信頼しながら委ねてくれています。そして、状況によって必要とあれば、医師としての私の判断を求めてくるという具合です。職員同士が協働する空気というか体制がしっかり固まってきたなと実感しているところです。ただ病院というのは、私たちのような介護施設とは違って医療中心の場ですから、こうした協働がなかなか難しいといえるのかもしれません。

日野原――病院であっても介護施設であっても、ほかの医療スタッフにはない、看護師に特化した働きは、「患者の二十四時間をみている専門職」という点です。それを自分一人ではなく、二交代や三交代のシステムのなかで具現していかなくてはならない。

そこで重要な機能を果たすものが「申し送り」ですが、私の目から見ると、非常に事務的で機械的に終わっています。「Aさんの血圧はこれこれ、脈はいくつ、体温は何度」と、型にはまったような報告が次々に続くだけで、自分の報告が終わったらほっとしているように見えます。この申し送りの時間を充実させるためにはどうすればよいのでしょう？

川島――何年か前に雑誌の『ナーシング・トゥデイ』（日本看護協会出版会）に、「そういう申し送りならおやめなさい」と書いたことがあります。そうしたら、「川島は申し送りを中止しろといった」というふうに受けとめられて、いっとき申し送りがなくなった時期もあったらしいのです。

日野原――それは極端ですね。

川島――ええ、そうですよね。私はナースステーションでの伝達中心の申し送りに代えて、ウォーキング・カンファレンスを提唱し実際にやっていました。病棟にA、B、Cの三つのチームがあったとしたら、AチームはAチームで、日勤担当と夜勤担当とが一緒にベッドサイドで申し送りをして回るのです。「〇〇さんは今日は何時からこういう検査の予定です。昨夜からの状態はこんなふうです」というようなことを患者さんの目の前で報告しながら、「〇〇さん、今日の検査についておわかりにならないことはありますか？」と、患者さんへのオリエンテーションも済ませてしまうのです。患者さんのその日の担当以外の看護師たちもその場にいますから、チーム全体で患者さんの状態や予定を把握することもできるわけです。

日野原――ナースステーションの中という内輪の空間で、ただ断片的な情報をやりとりし合うというのではないところがいいですね。患者の状態をお互いに目で確かめながら、情報を共有する。場合によっては、患者の訴えをその場で聞いて、「看護はそれに対して何ができるか」ということまで一緒に考える。それはある意味でオン・ザ・ジョブ・トレーニング（ＯＪＴ）にもなり、看護のスキルを積む訓練にもなりえますね。

川島――ええ、見方が多様になるのです。自分一人の見方ですと、偏りや不足があるかもしれませんが、ほかの看護師の見方が入ってくることで、アセスメントもより的確になります。

日野原――そうしたアセスメントを、プロブレム・オリエンテッド・システム（ＰＯＳ）(＊21)のように、患者の看護問題(＊22)ごとに誰が見てもわかるチャートにして記録していくのであれば、なおいいですね。日本の看護記録(＊23)はいまだに簡潔さが不足していて、やたらに冗長で、いったいこの患者の問題はどこにあるのかを把握しづらいものが多いといえます。

川島――先生、さらにコンピュータが記録を変えてしまいました。データがミニマムセットされたソフトがあって、看護問題をそのなかから選べるような形式になってしまいました。簡便で、記録の時間が短縮されたことは確かですけれど、余分なものだけではなく、何もかも削ぎとられてしまって、コンピュータの画面上の記録からは患者さんのパーソナリティがまるでわからないのです。解剖の先生が、「以前はご遺体を前にして、この方が入院中にどういう経過をたどられたのかが看護記録からよくわかったのに、このごろはわからなくなった」とおっしゃっていました。それをうかがって私はとても反省しましたが、たしかにわからないのです。

日野原——意味のある看護記録にしなければいけませんね。交代制で、看護師たちがチームで患者をみていくのですから。そして看護記録を見れば、看護の問題が何であるのかが医師にもわかるようでなければいけません。患者の疾患の問題に着目する医師の記録と違って、看護記録は、患者のすべての経過と変化をとらえて記録をしているのですから、実は医師にとっても、診断や治療方針を立てるのに非常に参考になるはずなのです。それを看護師のためだけの記録にしてしまってはいけませんね。

石飛——私はいまもそうですが、特養に勤務し始めた当初は、看護師の申し送りをとりわけ大事にしました。私にとっては、申し送りが入所者の方の二十四時間の変化、状態を把握する最大のチャンスですから、それは努めて聞こうとするわけです。ところが、特養という施設の看護師は必ずしも常勤ではない方も多くて、人によっては何日かに一度しかその場にいない。そうすると、昨日聞いたのとそっくり同じ報告を、次の日もまた聞いたりするのです。

しかも、その内容はさきほどの日野原先生のお話のように、「血圧がいくつ、体温がいくつ」という毎回決まりきった報告で、「いったい、この方にとって今朝の三十七度五分の熱がどういう意味をもつのか」という観点がまるでない。寝具をかけすぎたために出た熱なのか、あるいはかぜによる初期症状としての発熱なのか、がわからない。この熱に対して、「こういう対応をして、いまはこの点に注意をしながら様子を見ています」というような報告がされるべきですが、測定した結果をただ報告しているだけなのです。「そんな報告ならコンピュータやロボットにだってできるんじゃないですか？」ということです。

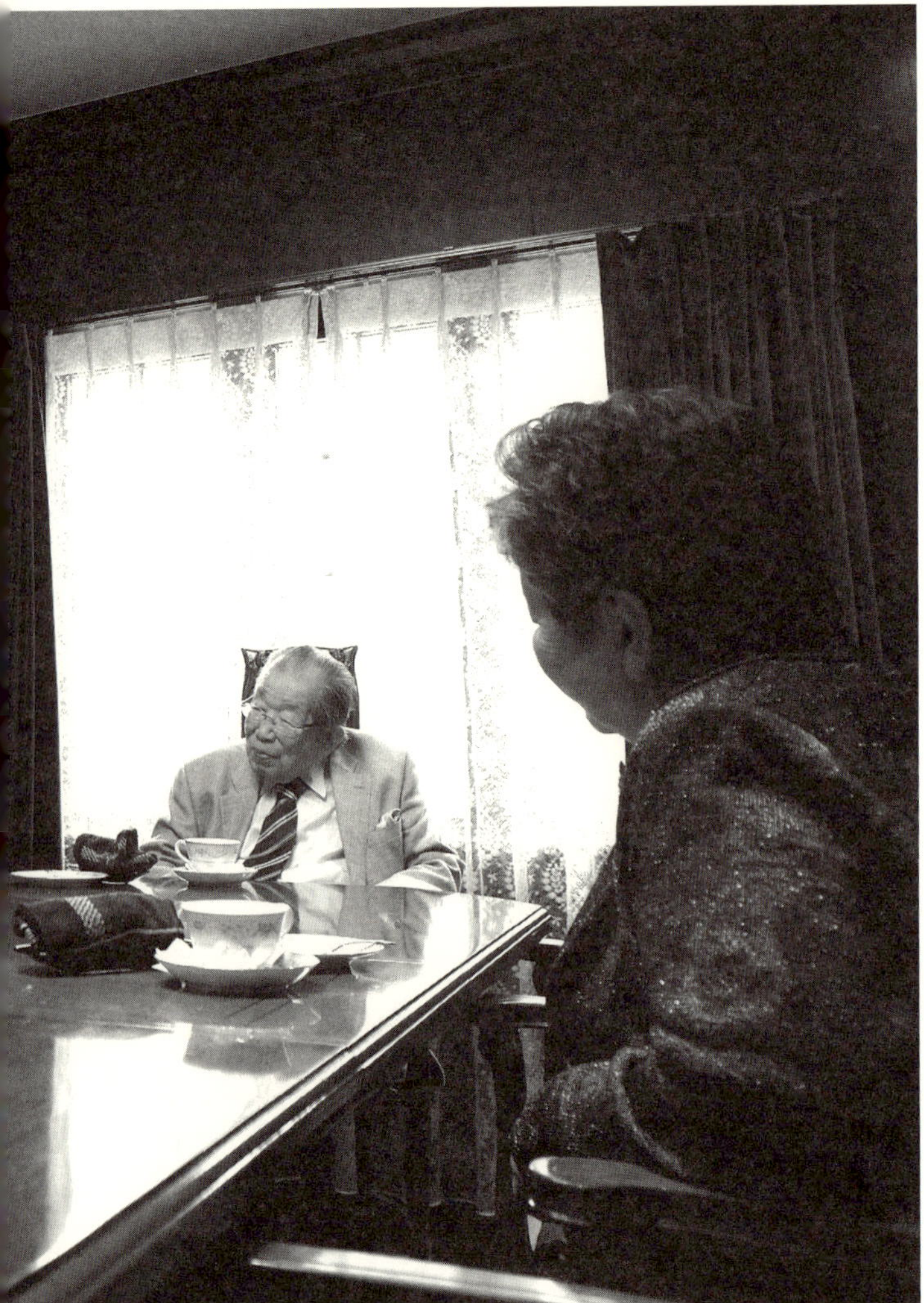

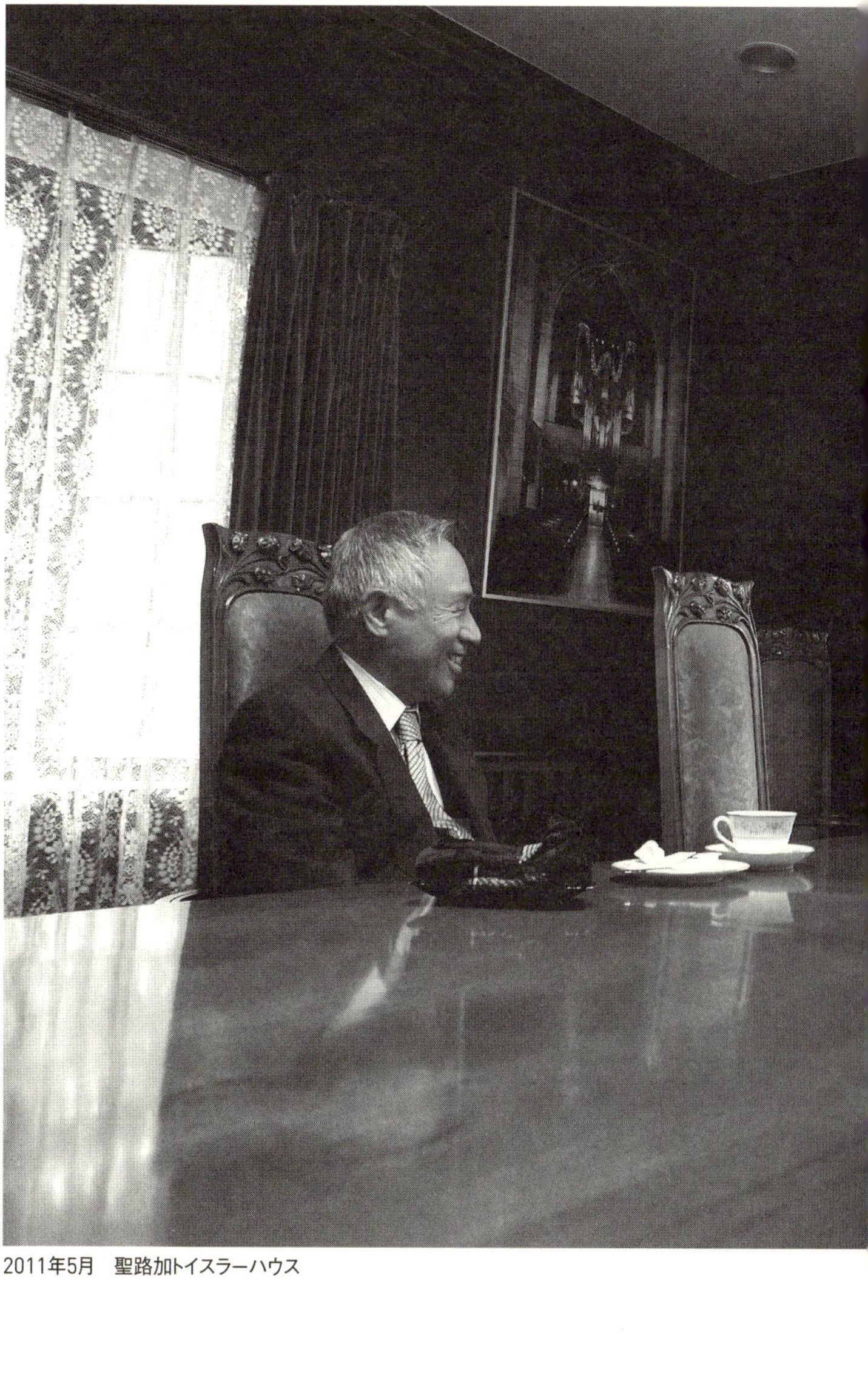

2011年5月　聖路加トイスラーハウス

ケアの意味するところ

日野原――私の平熱はだいたい三十五度台で、ふつうからすればやや低めですが、百歳にもなる私の年齢からすれば、まあそんなものでしょう。その私が三十六度五分も体温があるときには、かなり熱感があります。三十六度五分なんて、ふつうにいえば平熱といわれるところですが、私にしてみたら微熱といってもいい。「三十六度台は平熱で、三十七度を微熱という」というように決めてかかるのは間違っているのです。

川島――先生はそのことを「刷新してほしいナースのバイタルサイン技法」とおっしゃって、『臨床看護の基礎となる新看護学テキスト――看護の革新を目指して』(日本看護協会出版会)にお書きになっていましたね。

日野原――「あなたのやっているケアの手技や知識は間違っていませんか?」と私は看護師たちに問うつもりであの本を書いたのですが、体温や血圧は人によっても、また測定する時間帯や状況によっても違うということごく基本的なことを、看護師がわかっているだけでなく、看護師がそれを患者や家族にもよく伝えるべきですね。そうして、家庭で測定した記録がそのまま受診のときや訪問看護を受けたときにも有効なデータとしてつかえるように、看護師は患者や家族にこうした健康教育をもっと進めていかなければいけませんね。

そもそも「ケア」ということばを、家庭での健康教育にまで広げてとらえることをしたのは、看護なのですよ。私は「気にかける」「気づかう」という意味をもつ「ケア」ということばが、いつごろから学問的に医療のことばとしてつかわれるようになったのかを調べてみたのですが、実は看護が最初ではなく、医学でまずつかわれたようです。

ハーバード大の内科教授であったフランシス・W・ピーボディ（一八八一－一九二七）が、"The Care of the Patient"「患者へのケア」と題した論文を一九二〇年代に書いていますが、どうやらそれが最初のようです。ピーボディは医師たちに、「疾患に対して科学的な態度で臨むことは重要だけれども、その疾患を抱える患者というのは、家庭の状況や経済的・社会的状況といった外なる環境にも、また内なる心の環境にも大いに影響されている存在だということを忘れてはならない」と忠告しています。患者を全人的にとらえるという意味を込めて、「気にかける」「気づかう」の意味をもつ「ケア」ということばをつかったのではないでしょうか。

それがやがて、「ケアこそ、看護の本題である」ということで英米の看護師たちが盛んにつかうようになり、一方、医者のほうはだんだん看護ほどにはこのことばをつかわなくなって、もっぱら診断や治療である「キュア」に向かうようになったのです。

看護はさらにこの「ケア」の意味するところを、「看護師自身が提供するケア」だけを指すのではなく、「患者や家族といった一般の人が、自分の健康を自分でケアすることを助ける」ということにまで守備範囲を広げました。「おからだをお大事に」を英語では、"Please take good care of yourself." といいますが、直訳すれば、「自分のことを自分でちゃんと世話してください」となります。ここでいわれているように、「自分の健康を自分で守っていく」ということを家庭で上手にやっていけるように支援することについても、看護は「それは自分たちの大切な役割である」ととらえてきたのです。

患者や家族に、ただ一方的に説明をするとか、指導をするといったかかわりではなく、その人の意識ややる気に働きかけて、患者自らが行動を起こすことを促す。それは「行動科学」と呼ばれるもので、非常に高度なアプローチです。これほど高度なものを看護は追求しているのだということを、残念ながら一般の人はほとんど知りませんね。

川島　――　医師の仕事と並べてみると、看護の特徴がいっそうはっきりしてくるように思いますが、ミリアム・M・ジョンソンとハリー・W・マーチンという社会学者が、一九六〇年代に、医師の仕事と看護師の仕事について論文を書いています。「医師の仕事は、結果的には病気を治すことに寄与するのだろうが、薬にしても、注射にしても、手術にしても、患者に必然的に不安や恐怖や痛みを与えるものである」と。それとは反対に、「看護は第一義的に表出的である」というようなことをいっています。つまり、励ましたり、慰めたり、癒《いや》したりする、ということです。

耳鼻科の外来にいたときに、私は医師の脇に立つのではなく、つねに患者さんのそばについていました。医師とはほぼ真向かいの位置に立つことになります。医師は「耳鏡を」と言って、それを手渡すように要求するのですが、耳鼻科外来の診察室も、併設の手術室も狭い部屋なのですから、「どうぞご自分でお取りになってください。私は患者さんのそばを離れるわけにはいきません」と申し上げて、動きませんでした。小さなお子さんだとそうやってそばについていてあげるだけで、本人は不安のために泣きわめくということがなくなって、手術をするにしても、結局短時間で終わりますし、あまり出血をしないで済むのです。

石飛——ああ、なるほど。

川島——で、手術が終わると、きまって親御さんは「担当の先生が手術がお上手でよかった」とおっしゃる。でも、実際は医師の腕を看護師がかなりフォローしているわけですね。そういうことがだんだんにわかってくると、先生方は看護師に対して威張らなくなってきます。みなさん、たいていだんだんにわかってこられるのです(笑)。

日野原——看護師が患者の側に立つというその立ち位置に、医師と看護師の協働の一端が垣間見えるようですね。

川島——看護師はつねに患者の側です。患者さんが医師に対して遠慮があって言えないことを代弁してさしあげるとか、医師の説明が難しくておわかりになっていらっしゃらないなと感じたら、医師にもう一回説明をしていただくとか、あるいはこちらで補ってさしあげるとか。そうした配慮が看護には大事ですね。それも協働ですよね。

石飛——看護師さんがそういう働きをしてくださると、医者は安心して任せることができますね。いまの私も、実は左うちわをさせてもらっていますよ（笑）。

川島――やはり、ある程度は権限移譲といいますか、医師が看護師に任せてくださるというのが、実は大事だと思います。そうすると、看護師は自分のやることに責任と自信とをもちながら、のびのびやっていくことができます。何から何まで医師がやるというのでは、チームとしてなかなかうまくいきません。

石飛――看護と介護の関係においても、同じことがいえますね。

川島――ええ、いえると思います。さきほど日野原先生は「もともと、医師が看護師たちの教育をした」とおっしゃいました。私は、介護職の方たちのための教科書を書いてきましたし、介護職が生まれた当初には、看護師としてその指導もさせていただきました。そのときに周りを見ながら感じていたことは、語弊を伴うことも承知で申し上げますが、かつて医師が自分たちの都合のいいように看護師を育てたのと同じように、看護師が介護を学ぶ人たちに対して同じことをやっているのではないか、ということです。

日野原――そう、たしかにそういう面がありますね。

川島――介護の方たちに、いってみれば「ミニ看護」を教えているのです。看護のすべてを分けへだてなく教えるのではなく、ところどころ小出しにして、出し惜しみしながら教えているのです。そういうかかわり方をしてきたことが、いまになって大きな弊害になっていると思います。今回の震災の被災地でも、看護と介護がなかなかうまく連携できないのは、その影響ではないでしょうか。

看護と介護はオーバーラップするものであり、切り離せないにもかかわらず、お役所も別々ですから、まるで二つの違うもののように距離があります。でも、それでいちばん不幸な目に遭っているのは、被災した方々ですし、患者さんや、施設に入所者されている方々、そしてそのご家族です。

石飛先生の特養では、看護師も介護士も医師も、みなさんとてもうまく連携されていますが、まだまだすべての介護施設がそうだとは思えません。表面的にはうまくやっているように見えても、感情的にはひとつになれない空気が依然として強いように感じます。仕事上の専門性から見ても、看護と介護がごちゃごちゃになっているところもありますし、逆に仕分けし過ぎてぎくしゃくしているところもありますし、なかなか難しいなと感じています。

おそらく胃ろうの話にしても、多くの介護施設では、そもそも看護師が「介護職の方たちと一緒に胃ろうについて考えましょう。一緒によいケアをやっていきましょう」という働きかけをしていないのではないでしょうか。だから、介護職の方たちは、「胃ろうさえ入っていれば誤嚥性肺炎を起こさないのだ」とか「認知症で、口から食べられなくなったお年寄りには、胃ろうをつくるものなのだ」という誤った思い込みをもったままなのかもしれません。そうした認識をつくってしまった原因の一端は、看護師にあるのだと思います。「胃ろうをつくる前には、口から本当に食べられないのかどうかを十分にアセスメントしなければならない」とか「一度つくった胃ろうを、後でつかわないことにすることもできる」ということを、介護の方たちと共有することが必要です。

日野原――看護師と介護士は協働してケアをすべきなのにうまくいっていないのは、医師と看護師との関係と似ていますね。

川島――ええ、やっぱりお互いが学び合うという姿勢が大事だと思います。「私の専門はこれで、これ以外はあなたの専門」と主張するばかりではなくて、お互いに手を差し伸べ合って、ある部分はオーバーラップしてもいいから、学び合うことが大事ですね。

介護士さんは、年齢の若い方から年配の方までいらっしゃいますね。そうすると、たとえば若い看護師は年配の介護士さんの生活体験から実にいろいろなことが学べると思いますし、その逆もありますね。そういうふうに相互に学び合う姿勢が大事です。表面上だけ仲よくするのではなくて、お互いの仕事を理解し合わなければいけません。看護だけでは行き届かないところを介護が補ってくれているのですし、介護にはできない部分を看護が担っているわけですから。

石飛——医者に欠けているところはさらにいっぱいありますからね(笑)。私などは、看護師や介護士の方々にすっかりお任せです。

川島——信頼して任せてくださる医師の存在があるかないかは、協働していくうえで実は大きなポイントだと思います。

日野原——医師というのは、患者に全面的にタッチをしているわけではないですね。

医師は、疾患や臓器に焦点を当てて患者を診ています。一方、看護というのは、患者を全人的にとらえ、患者の生活を含めて全面的にタッチします。しかも、看護は患者めいめいに合わせて自由自在に対応する。医師は疾患に共通する点をまず探るので、患者への目の向け方も画一的になりがちだけれども、看護師は、その人の個別性に目を向けて、その患者に応じて、さらにその人の変化に応じて、自在に対応しようとします。それが看護ですね。

川島――ええ、それが本来の看護です。けれども、医学があまりにも臓器別に専門分化して、看護までがそれをまねるように非常に狭くなってきているように感じます。看護の技術にも応用の幅がなくなって、技術の一つひとつが断片的ですし、そもそも患者さんを全体性をもってとらえるのが看護であったのに、そうした看護本来の視点さえ危うくなっています。いまのままでは、看護はその力を十分に発揮できません。人間全体をとらえるケアの原点に、もう一度立ち返らなければならないと私は強く思っているのです。

日野原――医師が臓器を診るにしても、病んだ臓器だけを診るようではいけない。人間の臓器というのは一つではありませんからね。たくさんの臓器が関連しながら、私たちのいのちはある。だから、医師が患者をとらえる視点も、もっと全体的であるべきなのです。

川島——看護が援助を行う生活行動にしても、それぞれは密接に関連しています。生活行動というのは、「食べる」とか「眠る」「排泄する」「からだをきれいにする」といった私たち誰もが日常的にやっている行動のことです。そうした生活行動を看護師が援助するときに、一つひとつを切り離して別々にアセスメントしようとしてもだめなのです。なぜなら、「食べる」という行動をしっかり援助すれば、「排泄する」ことが整ってきますし、「眠る」という行動もうまくいきます。生活行動はこんなふうに互いにつながっているということです。

日野原——看護の本質にふれるおもしろい話ですね。患者の全体性をとらえながら看護を実践するのですから、看護というものがいかに高度なところを目指しているのかがわかります。

そうした看護の技をどうすれば発揮できるかというと、ただ頭で覚えただけではだめで、習練しなくてはならない。相応の訓練を積んで初めて、看護の技が自分のものになる。自分の技を磨いていく努力はつねに必要です。そして、自分の技術や判断をセルフチェックする用意もなくてはならない。自分の判断が独断に陥っていないか、偏っていないか、実施しているケアはそのやり方ではたしていいのか、知識や技術に古い間違いはないか。そうしたことを、つねに自分で検証し続けなければいけません。

行動に変化をもたらすもの

日野原――さらに患者にセルフケアの行動を促すときには、たとえば資本家と労働者の賃金の談判のように、「こうなりたくないのなら、あなたはこうしなさい」とか「あなたがこうしてくれないと困ります」とか、ただ相手に要求するだけではだめですね。相手を変えようと思うよりも、まず自分を変えてみることです。自分を変えることによって、患者との関係において逆にイニシアチブをとるわけです。人というのは、他人から言われたとおりに簡単に変わるものではないでしょう。相手を変えるのはなかなか大変であり、難しいものです。それよりも、まず自分を変える。看護師自身が患者に対するアプローチを変える。それを頭のなかだけで思ってみるのではなく、実際に行動に起こすことが肝心です。

川島――ええ、本当にそうです。こちらが変わることですよね。まさにそれに当たるような体験を私もしてきました。

病棟や外来には、訴えの非常に多い患者さんがいますね。それも、すべてがまっとうな訴えとはいえないような場合が多くあります。たとえば、十五分おきに「トイレ！」とナースコールをなさったり、「カーテンを閉めてください」とおっしゃったかと思えば、すぐその後で「やっぱりカーテンは開けておいてください」というようなことを何度も繰り返されたりとか、細かい訴えをされる患者さんがたいていどこにもいらっしゃいます。看護師たちも、そりゃ人間ですから、忙しくしているときには思わずそういう方たちを内心で煙たく思うわけです。

実際に私が耳鼻科の外来にいたころ、そういう患者さんがいらっしゃいました。「私の番はまだなの？」と、診察室にいきなり入ってこられたり、いつだって自分のことしか頭にない患者さんで、看護師たちも対応には困っていました。ちょうどそのころにアイダ・J・オーランド（一九二六-）の『看護の探究』（メヂカルフレンド社）を読んでいましたら、はっとする記述に出合いました。患者さんが無分別であったり、看護師に対して非協力的な行動をとったりするときには、患者さんのそうした行動や態度の背景には、何かしらの不満や不安や訴えたい気持ちが、俗に“double dose”（不安が不安を呼ぶ状態）に陥っているのだから、看護師はそれを読み取って、いまやっている看護そのものに問題がなかったかに目を向け、そのうえで患者さんへのアプローチを考え直さなければいけない、というようなことが書いてあったのです。

外来の看護師六人で『看護の探究』を読みました。そして、「こうしよう」と決めました。外来にいらっしゃる二百何十人もの患者さんのなかで、その患者さんのことは「うるさい患者さん」というくらいにしか思ってきませんでした。そういうわけで、私たちはその方のことをよく知りませんでした。どういう背景で通院されているのか。どんな生活をされているのか。どんなご家庭なのか。そういうことをまるで知らない。そこに気がついたのです。それで、その方を「Tさん」と呼んで、「Tさんノート」をつくって、「Tさんが外来にいらしたら、Tさんについてわかったことやうかがったことや何かを、このノートに書いていきましょう」ということにしました。

そうしているうちにあることが変わったことに気づいたのです。それまではTさんが外来に入ってこられたら、いろいろ無理な要求をされると大変だと思って、私たちはなるべく目を合わせないようにして避けようとしていたわけです。ところが、「Tさんノート」をつけ始めてから、「今日はもういらした？　まだ？」「あら、遅いわねえ」という感じで、いつのまにか私たちはTさんを待つようになっていたのです。こうしてTさんを看護師たちが待つようになってから、Tさんの態度ががらっと変わりました。にこやかに挨拶をして、静かに順番を待ってくださるようになりました。

石飛――――それはすごいですね。

川島――――ええ。病棟の患者さんについても、こんなことがありました。頻尿の訴えが非常に強い患者さんがいらして、十五分おきにナースコールをなさるのです。看護師たちはナースコールで呼ばれてトイレでの介助をするのですが、実際にはほとんど出ないのです。でも、ご本人は尿意を始終感じてしまう。看護師たちはナースコールで呼ばれるたびに、「ああ、またか」という気分になる。手が離せないときにはとりわけ、「あなた一人が患者さんじゃないんだから」という気持ちにもなります。でも、そういう気持ちで看護師が接しているかぎり、十五分おきのナースコールはいつまでも続くのです。

けれど、「あなたは私の大切な患者さんです」という感じで、「ナースコールがあったら、いつでも飛んでいきましょう」という気持ちで接していくと、だんだんナースコールの間隔が遠のくのです。「ナースコールをすれば、看護師がいつでもすぐに来てくれる」ということがわかっただけで、患者さんは安心して、あんなに強く感じていた尿意を感じなくなってしまうのです。

看護師というのは、「患者さんを正しく教育しなければいけない」という気持ちをどうしてももつものですから、つい患者さんを何とかして変えようとしてしまいます。でも、日野原先生が「まず自分を変えることだ」とおっしゃられたように、相互作用というか、人間関係というのはダイナミックに連動しているのですね。自分を変えると、相手も変わる。「患者さんの行動を変容させなきゃ」なんて思っているあいだは絶対変えられないのに、自分を変えると相手がすっと変わっていくのです。

日野原――戦前にＭＲＡ（Moral Re-Armament）（＊24）という平和運動が隆盛したことがありました。世界中、もちろん日本でも。そのスローガンが、"Initiative to Change"《イニシアチブトゥチェンジ》（私が先に変わりましょう）というものでした。自分がまず変わることで世界平和をもたらそう、という考え方です。私はこのことばが非常に好きなのです。相手に「こうしろ、ああしろ」と一方的に命令したり要求したりするのではなく、「まず私のほうから」という柔らかな戦略は案外、成功するのです。

いずれにしても何かの行動でイニシアチブをとるというのは、実は勇気も必要です。自分のほうから変わるというのは大きなチャレンジですが、看護師にはその行動を起こす勇気をもってほしいですね。

石飛――ちょっと自慢話のようになって申しわけないのですが、私にもこんなことがありました。

私は医者になって五十年になりますが、この特養へ来る直前までの三十数年は一つの病院で外科医としてちやほやされてきました。病院の世界しか知らないその私が特養という施設で何を見たかといいますと、介護の負担の大きい、九十歳近くの人が百人ばかりいらっしゃるわけです。その人たちを、おふろに入れて、からだもおしりもきれいにして、食べられる人にはひと口ひと口食べさせて、口腔ケアもして、トイレにお連れしたり、おむつを替えたり、そうしたことのすべてを若い介護士たちがやってくれていました。「ああ、そうだったのか。お年寄りはこうやって介護を受けながら、人生の終盤の毎日を送ることができているのか。いまの時代、こういう若い人たちがいて、そうしてこの社会は支えられているのか」と、しみじみ思ったわけです。それは、病院の外科医がおよそ知らない世界です。私には初めて目にする光景だったわけです。「若い人たちのこの献身の姿勢というものを、私はまるで知らなかったのだなあ」と思えたとたん、急に気持ちが近くなったんですよ、介護の若い人たちと。

当時は、看護師と介護士はあまりよい関係とはいえない場面がたくさんありました。「えっ、Aさんにおふろ？　まだ熱があるんじゃないの？　熱を測ってごらんなさいよ」と看護師に言われて、「三十七度五分です」と介護士が報告に行けば、「ほら、熱があるじゃない。だめよ、おふろなんて。何かあったらどうするの？」と、にべもない答えです。そんなやりとりをよく目にしました。おそらく介護士は、いつもどおりにおふろでさっぱりしてもらいたいと思ったわけなのでしょうが、看護師はいかにも「私は医療の専門家なんだ」という態度で、介護の人に接している。それを見ながら、「これはちょっとまずいんじゃないかな」と思い始めたところでしたから、私は看護師の言い分よりも、むしろ介護士の思いに肩入れする気になったわけです。そうして、介護の人たちの側について、介護士たちとよく会話するようになって、急に仲よくなったのです。

そして、看護師には、「いったい三十七度五分というこの人の熱はどういう意味をもつのか。着衣をかけ過ぎているがための熱なのか。そもそも、どういう状況でいままで経緯した人なのか。その辺りをちゃんと判断するのが、あなたたちプロでしょう」ということを言ってきました。そんなことを繰り返し、積み重ねていくうちに、だんだんホームの空気が変わってきたのです。いまでは看護師と介護士は見事に一緒になってケアをしてくれています。ですから、私は後方でのんびり見ているだけで済むのです（笑）。本当にありがたいことです。

いま、ホームの入り口に、私が撮った写真が引き伸ばして飾ってあるのですが、それはホームでの新年会の催しの様子で、介護士と看護師が舞台で一緒になって踊っているんですよ。みんな満面の笑みです。私には自慢の一枚なのです。こういう関係ができるなんて、私が特養に来た当初は、まるで想像できなかったですからね。でも、正直なところをいうと、私自身がいちばん変わりました。まったく、がらっと変わったのです。

日野原―――自分を変えるということは、職場の人間関係に影響されるところではなかなか難しいものですが、たとえば職場から離れてパーティをやったり、一緒に食事をしたりすると案外うまくいきますね。アメリカでは、パーティの席では、どんなに偉い教授であっても「○○教授」とは呼ばないで、「ポール」とか「ジョン」とファーストネームで呼び合いますが、そうした職場の上下関係に影響されない場所や時間というのは、お互いの距離をぐっと近づけてくれます。

石飛―――おっしゃるとおりです。実は私も一緒に一杯やりだしたんですよ、介護士の人たちと。

日野原——医者だけとか、看護師だけで固まるのではなくて、職種の違う者同士でミーティングをしたり、一緒に食事をしたりすると、それが最終的に全体のケアをよい方向に向かわせることにつながりますね。ざっくばらんに話せる関係をつくることで、仕事上のよい協力も可能になるのです。

3　看護の原点に立ち返って

ナイチンゲールに学ぶ

日野原――さきほど少しだけうかがいましたが、川島先生は二〇一〇年の秋に、ナイチンゲールの数ある著書から『看護覚え書き』（日本看護協会出版会ほか）を取り上げて、そのエッセンスを映画にされたそうですね。「看護とは何か」を、ナイチンゲールはどう語っているのかをぜひお聞きしたいですね。

川島――フローレンス・ナイチンゲールは『看護覚え書き』で、「すべての病気は回復過程である」と書いています。「病気が回復過程だなんて、どういうことかしら」と思われるかもしれませんね。「病む」という状態を「回復に向かっている過程」としてとらえると、病む人を見る目も、病む人が抱える苦痛のとらえ方も変わってきます。ナイチンゲールはこういっています。「病む人の心身の苦痛というのは、病気そのものに由来するのではない」と。「病気そのものや病気に伴う症状からくる苦痛なのではなくて、それはケアが不足していることによって病人に苦痛を生じさせているのだ」といっています。手厳しいですね。これは、看護の怠慢を指摘しているのです。

日野原――「病は回復過程である」ということば、驚嘆しますね。ここには哲学があります。

川島――ええ、本当にすごいことばだと思います。ナイチンゲールは、「適当なことばがないので、〝看護〟(nursing)というけれども」と前置きしてこの本を書いていますが、ここでいう看護とは、「部屋の空気や暖かさや窓からの採光、物音、食事、清潔といった、病む人を取り巻くものをきちんと整えて、その人が本来もっている自然の回復力を高めることである」といっています。もちろん、自然な回復力を促すことを考えてきたのは、看護だけではなく、医療もそうです。手術にしても、病巣を取り除いた後の回復については、自然に治っていく力を当てにしているわけですから。

石飛――たしかにそうですね。

川島――医療や看護が自然治癒力というものをゼロからつくり出して、患者さんにさしあげているわけではなくて、医療や看護は、その人がもっている自然治癒力がうまく働いてくれるように手立てを講じているわけです。

石飛――そのとおりです。私はあるときから、血管外科医という自分の仕事をこんなふうにとらえてみるようになりました。血管の内膜に、長年の垢のようなコレステロールが塊《かたまり》になってつまっている。それをミクロの世界から見れば、私はブルドーザかなんかでもって、その塊をガーッと根こそぎ取り除こうとしているようなものだな、と。外科医はそんなおおざっぱな工事みたいなことをやっているわけですが、その後血管の内膜がなめらかな表面に再生していく、そうした繊細な仕事までやってくれているのは自然治癒力です。結局、最終的に治してくれているのは、その人がもっている自然治癒力にほかならないということです。

たとえば大動脈瘤《りゅう》の手術なんていうのは、腹の上から下までメスを入れて、塊を取り除いて、開いた腹を太い針でもってまた縫い合わせるわけですけれど、あの開いた腹が元のようにくっつくのは自然治癒力ですね。外から糊《のり》をつけているわけでもなくて、からだが自然に修復してくれているのです。

川島――薬にしても、薬だけで病気を治すことなんてできません。自然治癒力がなくてはなりません。だから、自然治癒力が働かなくなるまで抗生物質を与えてしまってはいけない、ということですよね。自然に治る力を妨げないという限度を考えて薬をつかわなければ、意味がありません。

ナイチンゲールは、自然の回復力を促すというのはどういうことなのかを、本のなかで具体的に書いています。しかも、この『看護覚え書き』の冒頭に、「これは看護の手引書でもないし、教科書でもない。あらゆる女性のために書いた」といっています。

日野原――それがまたすごいことですね。「すべての女性のために書いた」というところが。そもそもナイチンゲールが十九世紀の半ばに現れるまでは、看護師の仕事はプロフェッション(職業)として扱われていませんでしたね。医師がケアも含めて、すべてを一人で総括していたのです。看護師が独立した存在ですらなかった当時に、看護そのものの存在意義を明確にしたのですから、まったくすごいことです。

川島――ええ、本当にそうです。女性というのは、誰もが家庭での健康管理を担っています。そうした「あらゆる女性のために書いた」というのです。「女性は健康への知恵をもちなさい」ということですね。本当にすごいと思います。

『看護覚え書き』は十九世紀に書かれたもので、二〇一〇年はちょうど出版から百五十年に当たりました。でも、どこを読んでも、二十一世紀の私たちにそのまま通用します。それは彼女が非常に論理に優れていたからでもあります。非常に論理的に、法則性を見出しています。ですから、時代や社会背景や文化、民族が違っても通用するのです。多くの方は、ナイチンゲールといえば、「クリミア戦争で傷病兵のために献身的に働いた女性」というイメージしかもっていらっしゃらないかもしれませんが、彼女は統計学を学んでいましたし、ときの政府に公衆衛生の重要性を非常に科学的に進言しています。「白衣の天使」のイメージとはかなり違っていますね。近代看護学はナイチンゲールに始まっているのです。

私も看護の経験を積むなかで、「いったい、あれは看護といえたのだろうか」とか、「看護は何なのだろう」と振り返ることが何度もありましたが、そうしたときにナイチンゲールが答えてくれているということを非常に感じてきました。「ああ、やっぱり彼女はすごいなあ」と思いまして、彼女の思想を伝えておかなければいけないという思いがありました。そうしたときに、かねてから『看護覚え書き』の映画化構想をあたためていた今泉文子監督に出会ったのです。このナイチンゲールの思想をどうすれば映像化できるかについて何回も討論を重ね、「映画『看護覚え書』をつくる会」を創設しました。そうして寄付を集め始めてから何と一年足らずで映画を上映することができました。二十二都県の看護協会、企業や出版社の協力も得ましたが、趣旨に賛同してくださった全国の看護職者、元看護師約三万人の力でつくった映画だと思っています。二〇一〇年は、ナイチンゲールの没後百年にも当たる年でした。

「看護とは何か」という日野原先生からのご質問でしたが、ナイチンゲールのことばを頭におきながらお話しするならば、やはりさきほども話題になった「暮らし」への視点にふれないわけにいきません。人が生きて暮らしていく、その営みのなかには、食べること、排泄すること、清潔にすること、眠ることなどがありますが、それらはすべて生きて暮らしていくためには欠かせないものです。なおかつこの一人ひとり固有の生活行動は、幼いころから身についた習慣として形成されるものでもあります。さきほどお話ししたように、それぞれの生活行動は密接に連関しているということを踏まえたうえで、生活行動の一つひとつを整えること、それが看護だといえます。

そして、これらの生活行動は、あまりにも当たり前過ぎて忘れられがちなのですが、食べることも、眠ることも、トイレに行くことも、その人自身がそれをやらないかぎりニーズ（必要、欲求）は満たされないという特徴があります。他人が代行することはけっしてできない。そこが、実は肝心なところです。看護は、そうしたその人固有の生活行動の一つひとつに対して、たとえば病気や障害や、あるいは高齢のために、自分では思うようにできなくなったときに、その人が自分でやっていたのと同じように生活を営んでいけるよう援助をするのです。ですから、看護に求められているレベルは非常に高度だといえます。なにしろ、「その人のやっていらしたとおり」を実現しようとするわけですから、それは並大抵のことではありません。ところが、生活行動の援助なんて、誰にでもできることであり、たいしたことではないかのように受けとめられています。それは残念ですし、何とかしなければと思っています。

日野原――ただ生活のお手伝いをする、というのではなく、プロフェッショナルとして援助しているわけですからね。

看護が目指すべきケア

川島――保助看法には、看護師の業務は「診療の補助」と「療養上の世話」という二つであると示されています。「診療の補助」についてはあらためて説明するまでもないことですが、診療という医師の行う行為を補助する、ということですね。そして「療養上の世話」というのが、まさに個体レベルの生活行動の援助のことを指しています。ところが、いま看護師の仕事は、「療養上の世話」を介護職の方や家族にどんどん手放すようになって、「診療の補助」がもっぱらになってきています。医療が高度化して医師がますます多忙になっていくのに呼応するように、看護師は医師の補助をすることに追われるようになってきたという背景もあると思います。それから診療報酬の面からみても、「療養上の世話」には一般に報酬がつきませんから、病院が経営的には効率がわるい「療養上の世話」よりも、診療報酬がつく検査や処置の仕事を看護師により多く期待するようになってきた、ということもあるでしょう。

いずれにしても、こういう状況であるがために、看護師自身が「療養上の世話」の価値づけというか、「ナイチンゲールがいった生活行動の援助とはこういうことであり、これが看護なんだよ」というところまで実感できないでいるのです。つまり、「療養上の世話」というケアを量的にやっていないので、その価値を実感できないということです。

石飛――なるほど、そういうことですね。

川島――ナイチンゲールは清潔を保つ方法についても書いていますが、西洋とは違って、日本には湯船にゆったりつかってからだをきれいにするという入浴の文化がありますから、日本人にとっておふろに入れないというのは非常につらいものです。それを推し量れば、おふろに入れない患者さんに清拭《せいしき》をするにしても、まるでおふろに入ったときと同じように爽快感があり、安楽を感じられるような方法で拭かなければだめなのです。当然、せっけんをつかって、お湯ももちろん何回も取り替えなければ、気持ちよくはなりません。かつて私が学生だったころには、日赤女専でも聖路加女専でも、先生方はこうした看護の技術を徹底的に教えてくださいました。

ところが、いまは清拭に時間や手間をかけることが軽んじられて、おしぼりでさっと拭く程度の拭き方をするようになっています。でも、そんな拭き方では役に立たないというか、汗ぐらいは拭えるかもしれませんが、気持ちよさも得られませんし、血行の循環も促進されませんし、何といっても自然治癒力を高められません。きちんと清拭をすると、それこそ副交感神経が優位になって、気分が落ち着いてリラックスした状態になれますし、ナチュラルキラー細胞が活性化して免疫力も上がってきます。唾液の分泌が起こり、食欲もわいてきます。消化器が動いてきますから、自然に排便も促されます。タオルと熱いお湯とがあれば、その温熱刺激だけで、その方の自然治癒力を高めるだけの効果が十分にあるのです。

薬や注射や手術でなくとも、看護は看護の技で、その人の治る力を引き出すことができるのです。もちろん、看護が治すのではなくて、その人の治る力を看護の力で引き出しているということですが、それを看護師自身が実感できるほどにケアを量的に実践していないですし、そうしたケアを受けた経験がない患者さんも看護の力がどんなものなのかをご存知ありません。看護師といえば、血圧を測って、採血をして、注射をする人だと思っている方が圧倒的に多いのではないでしょうか。こういう状況ですから、いま被災地で看護と介護が協力してケアを提供できれば、「ああ、ケアって、こういうことなのね」と、体験を通じてお伝えすることもできるのではないかと思うのです。

日野原――そう、被災地で「ああ、これが看護のケアなのだな」としみじみ実感された方はたくさんおられると思いますよ。看護は、心の底にまでふれるケアの技をもっていますから。そうして、よいケアを受けると、人はそれを実感としてとらえることができますね。

私も最近、プロのケアの技を自分で体験してみて驚いたのです。私は立ったまま一時間、二時間の講演をしますし、病棟の回診もしますから、夕方になると足がむくんで腫《は》れることがしばしばあるのです。それで最近になってフットケアをしてもらうようになったのですが、あのリフレッシュ感というのはすごいですね。まず、熱いタオルで蒸すように足を包んでくれるのですが、それはまるでおふろに入っているような感覚なのです。そうして、アロマオイルを塗ってマッサージをしてもらいますが、これも生き返ったような心地よさです。プロフェッショナルの技というのは、本当にすごいものです。

川島——そうですね。たとえば、熱いタオルでからだを拭くにしても、ストロークの強さ、お湯の温度、タオルに含まれている水分量、それから身体の外側を拭く場合と内側を拭く場合とでは、まったく違ってきます。

手技一つをとってみても、これだけいくつものポイントがあり、実に奥が深いのです。正しい方法でケアをすれば患者さんが非常に安楽になるということを、私たち看護師は経験上知っているのですが、実際に何がどう患者さんの心身に働いて、どれだけの効果がどう現れるのか。それを科学的に追究したり検証したりということが、残念ながら、ほとんどなされていません。

いまでは看護学を学べる四年制の大学(＊25)は全国で二百校にも増えて、研究論文もたくさん発表されていますが、そうした看護の本質に迫るような研究はなかなか出てきません。そもそも学生や院生を指導する立場にある大学の教員たちが、看護の現場からすっかり遠ざかっているということも背景にあるかもしれません。「患者さんにこういう手技をこんな方法で行ってみたら、患者さんにこんな反応や変化が見られた」というような体験に根ざしたデータを、教員がまずほとんどもっていません。教える側の教員が、看護の喜びをいったいどれだけ実感されているかしら、と思えてしまいます。

日野原――看護師を養成する大学は、たしかに急激に増えましたね。二十年前は十校ほどだったことを考えれば、この二十年で二十倍ですから、ものすごい勢いです。大学院を設置する大学も、いまは百校を超えていますね。けれども、そうした大学や大学院の看護の教授たちは、なかなか病棟に行かない。病棟でこそ得られる臨床データは、自分の弟子である助手などに取ってこさせて、自分は研究室にこもったまま、机上だけで論文を書いてはいないでしょうか。教授だとか、役職が上になればなるほど、その傾向が強いように思いますが、これは看護教育の観点からしても非常に大きな問題です。ケアの前線である臨床に立たないで、どうして看護を語ることができるでしょうか。

川島――ええ、大学の看護の教師たちは、「臨床での実践なくして、看護はない。だから、学生の指導において、実習はとにかく大事」と言います。そのとおりです。でも、自身がすっかり臨床から離れてしまっているのでは、看護の醍醐味を学生の心に響くように伝えるには心もとない気がします。

日野原――それに比べれば、まだ医学部の教授というのは、年を取っても手術をしますし、病棟や外来の臨床に出ていますからね。

石飛――私も、いまでも手術場に立つことがあります。

日野原――ええ、そうでしょう。どうしたものか看護の教員というのは、教授くらいのポストに近くなると、もうまるで現場に出なくなってしまう。それについては早急に改めるべきでしょう。

看護の技術とは何か

川島――「看護は何を教育するのか」ということにも関連しますから、ここで「看護の技術とは何か」をお話ししたいのです。「技術」というと、一般の方は小手先のテクニックというイメージをもたれるかもしれませんが、「技術」とは、言語によってきちんと体系化されたもので、「このような状態にある患者さんには、このような方法で、このように行う」と、ことばによって表され、知識によって伝えることのできるもののことです。別の言い方をすれば、「行為を可能にする原理」ともいえます。

ですから、「技術」は学生が教室で学ぶことが可能です。でも、いくら「技術」を学んで、ペーパーテストで百点が取れても、あるいは国家試験で合格点を取れても、頭で覚えたその「技術」を実際に行うことができないのであれば、看護師としては何の意味もありません。「技術」をいくら頭で理解していても、それを自分でできなければだめだ、ということです。

ところが、いまの看護系大学の教育で「技術」がどのように教えられているかというと、知識として「わかる」ということばかりに重点がおかれていて、「できる」というところに時間をかけているとはいえません。かつての日赤女専も聖路加女専も、「できる」看護を目指していました。できなければ、だめだったのです。ですから、ベッドメーキング一つを取り上げても、学生時代に何十回ベッドをつくったか見当もつかないくらいやりました。看護の基礎技術は、戦後日本の看護教育の草創期に活躍されたお一人の吉田時子先生に習いましたが、クラスメートはいまだに、手つきは〝吉田時子風〟です。ベッドメーキングにもちゃんとコツがあって、コーナーはきちっとしていて、けっしてくずれません。ベッドメーキングがきちんとできていれば、患者さんがシーツのくずれでからだが動いてしまい、そのままベッドからずり落ちるということはまずありません。いまはベッドメーキングを看護師がやっている病院自体が少なくなって、もっぱら専門の業者や看護助手の方が担当されていますが、ベッドメーキングもできない看護師ばかりでいいのかしらと首を傾げてしまいます。

どんな看護の技術にも、一般の人が見様見まねでやるのとは明らかに違う、看護こその技があります。学生たちは「こんなくだらないこと、なぜ大学でやらされるんだろう？」と思う場合もあるようですけれど、技術教育というものは、実際に必要とされる臨床の場面で、確かで安全な技術を実施できるということを目標にすべきです。そのためには、一回だけやって、「もう、わかった」などと思わないでほしいのです。つまり、経験を重ね、反復トレーニングするということが大事で、こうしてようやく知識としての「技術」はその人の身についた「技能」「スキル」になるのです。

知識として学んだものを、何度も繰り返し経験して、身につけて、からだが反射的に動いてしまうというレベルにまでもっていかないかぎり、なめらかな看護はできません。安心して看護を実践するには、この段階に到達することが大事です。いまの看護教育にいちばん欠けているのは、この反復の経験です。

卒業前に学生が技術を反復できる最も豊富な機会といえば、「臨地実習」ということになりますが、私が学んでいた当時は、学生も労働力に換算されていた時代で、三年課程で五千時間を超えていました。ところが、いまは実習時間は大幅に減って、せいぜい九百時間といったところです。しかも、一つの領域、母性看護とか小児看護、成人看護、老年看護などの領域をそれぞれ二週間とか三週間単位で実習する程度なのですが、実習環境や条件がまた厳しいのです。学生を受け入れる病棟側は、患者さんの人権や安全性への配慮を理由に、患者さんに万が一の危害が及んではいけないということで、学生が実施できる看護行為を限定しています。実習生に許されているのは、せいぜいからだを拭くとか、手浴や足浴くらいでしょうか。看護技術のほとんどは見学だけです。これでは技術を習得するためのトレーニングにはなりません。

そうでいながら、国家試験に合格すれば、その日から一人前の看護師として臨床に立つのです。「仮免許の運転手の車に、あなたは乗れますか？」と私はよく言うのですが、訓練を積んでいない、卒業したての看護師は、仮免許の運転手と同じです。いまの看護教育には、トレーニングが決定的に不足しています。それは致命的だといってもいいでしょう。頭で理解することばかりに偏っているのです。場を重ねるとか、場数を踏むということがどれほど重要なものであるかを、教育する側が臨床側と協議し、患者さんの理解も得て、技術習得のためのトレーニングの必要性と方法をもっと意識してほしいと思っています。

コミュニケーションという技術

日野原――患者とのコミュニケーションというものも、実は医療職には欠かせないスキルの一つです。けれど、コミュニケーション力の未熟な医師が多いですね。コミュニケーションなんか、わざわざ教わらなくともできると思っているのでしょう。たとえば、医師が血圧を測るときに、自分のほうへ患者の腕を引っ張ってきてマンシェット（駆血帯）を巻いているのを見かけることがありますが、あれはまったく非常識ですよ。血圧計を患者のそばに置き直して、自分のほうが患者に近づけばいいのに、そうしないのですからね。

医師と患者とのコミュニケーションがなおざりになって、問診にしても、実に殺風景になりましたね。医師は患者と視線を合わせもしないで、コンピュータに情報を打ち込むことにすっかり気を奪われている。ときたま患者のほうをちらっと見るくらいです。コンピュータに向かっているほうが、知的な感じでもするのでしょうか。そこに気働きのできる看護師がいてくれれば、帰り際に、「先生に何か聞きたいことがあったのではありませんか？」とたずねてくれたり、「私が先生に代わって聞いてみましょうか？」と中立てをしてくれたりもするのでしょうが、いまの病院は人手を効率化するために、病室や手術室には看護師をおいても、外来への看護師の配置を減らす方向にあります。外来にはせいぜい看護助手をおくくらいになってしまって、患者と医療者との会話を豊かに育てる存在がいなくなってしまいましたね。

問診のときにどういう位置に座るかということも、コミュニケーション技術の基本です。よく見かけるのは、医師と患者が真正面に対面するように座っている場面ですが、あれは勧められない。真向かいだと、患者と相対しているようで、患者さんに無言の威圧感を与えてしまいます。ですから、私は少しからだをずらして、患者さんとちょうど「八」の字になるように座るのです。真正面ではなく、ちょっと斜め横から患者の顔を見る感じですね。では、看護師はそのときどこに立ちますか？　その立ち位置が、患者からすればどんな感じがするのか。どんな効果をもたらすのか。そうしたことへの配慮も念頭においてほしいものです。

そうして、診察室での医師の動きは一つひとつの行為がぶつ切りで終わるのではなく、流れるようになめらかに次の行為につながっていくようでなければいけません。ですから、問診が終わってから、初めて患者のからだに触れるというのではなく、たとえば「動悸がします」という患者のことばに対して、「そうですか。それはいつごろからですか？」とたずねながら、脈を診、さらに話を聞き、血圧を測っていく、というふうに流れるように進めていくのが、診察の基本技術です。

患者との心の距離とからだの距離の二つを、どう組み合わせれば患者と良好な関係を築けるかを、つねに念頭においていなければならないのです。日本ではこうしたコミュニケーションの技術を医学教育のなかできちんと教えるということがありませんが、アメリカでは患者への面接技術は徹底的に訓練されます。

問診に充てられる時間は短いということになれば、問診のとり方も必然的に非常に大事になってきます。「診断は患者のなかにある」といわれているくらいですから、それをいかにうまく引き出せるかどうかです。まるでチェックリストに沿って、「はい」か「いいえ」で患者に即答させるようなクローズド・クエスチョンは、まずだめですね。そもそも日本語でいう「はい」は、英語でいう「イエス」(はい、そのとおりです)とは違って、必ずしも積極的な肯定や承諾の意味をもたない曖昧さを含んでいますから、医師はことばをつかうことに細心の注意を払わなければなりません。

患者に自由に答えさせるようなオープン・クエスチョンで、「からだの具合はどんなふうですか？　何でも話してみてください」と、こちらの聞く姿勢をまず示すことです。そして、医師の質問に対して患者が適当なことばを探して考えているあいだは、けっして急かさずに沈黙の時間も大事にしながら、患者から出てくることばを待てなければいけません。

川島――コミュニケーションの重要性を、医療に携わる者が十分に理解していないということなのでしょうか。問診のときに「はい」か「いいえ」だけで答えさせようとするクローズド・クエスチョンも問題ですが、いまは問診の前に患者さんに質問用紙を渡して、事前に来院の理由などをいろいろ書かせますよね。「今日は、どういうことで来院したのですか？」とか「具合がわるいのはどこですか？」とか。でも、医師はその質問用紙をちゃんと読んでくださっていないのです。「ひざが痛い」と書いて出しても、先生は「どこが痛むのですか？　腰ですか？」なんておっしゃいますね（笑）。

日野原――まったく困ったことですね。患者とのからだの向きや、どれくらいの距離でどんな位置に座るか、手でどう触れるか、ことばをどう交して患者の訴えを引き出すかは、すべてコミュニケーションを構成する要素です。これらは意識的に学ばなければ身につきません。それを学ぶ機会が乏しいせいもあるでしょうが、コミュニケーションがうまくない医師が多いのが気になります。

一方、熟練した看護師のなかには、患者との関係を上手に築くことのできる人がいますね。そういう人は、頭で「次はこれをやって、その次はこれ」と順を追って考えなくとも、自然にからだが動くレベルにまで行動が習慣化されているのです。繰り返しのトレーニングによって、技術が習慣として身についているわけです。トレーニングはその段階を目指さなければいけない。身についていない技術は、ケアとは呼べません。

石飛――「技能」「スキル」と呼べるところにまで到達しなければ、現場ではたしかにつかいものになりませんね。

川島――そうです。身につかなければだめです。身についていない技術は、むしろ危険です。頭で理解しただけの技術によるケアがいかによくないかを、私は今回の被災地でも感じました。たとえば、心のケアが必要だとされる被災地の避難所に、「心のケア、お断り」という貼り紙が貼られていました。私はそれを見て、本当に胸が痛みました。じっくりと耳を傾けて聴く傾聴の態度がよいとはいっても、被災した方からつらい記憶を聴き出し、語らせる。それを、次から次にいろんな人が現地に入っては、同じことを被災者に繰り返す。それで、ついに被災者の方々が「もう何も聴かれたくない。何も話したくない」と、貼り紙を出すまでに、その心を傷つけてしまったのです。

もし、そこで、日野原先生がおっしゃったように、たとえば脈を診てさしあげたり、どこか痛いところをたずねて、さすってあげたりしながら、被災者の方々とまずは心を通わせて、そのうえでお話をうかがったのであれば、きっと心のケアにもつながっただろうに、と思うのです。

手当による癒しの技

川島――脈を診る、痛いところをさする。そうやって手で触れることの効用を、看護はもっと認めるべきです。被災地でいろいろな職種の方が支援をされていて、一緒にお話をする機会がありましたが、「私たちも看護師さんのように、被災者の方に直接手で触れることができたら……」と、うらやましがられることが本当に多かったのです。お話をうかがうときに、ちょっと肩や背をさすってさしあげたり、手を握ってさしあげたり、マッサージをしてさしあげることができたら、やっぱり相手の方の緊張のほぐれ方は違います。からだに触れることは、たとえばカウンセリングには必要とされていない行為ですから、臨床心理士やカウンセラーの方はむやみにからだに触れることはできないんですね。「そうしてさしあげられないのが残念」と、カウンセラーの方がおっしゃっていました。

日本には、昔から「手当」ということばがあります。手を当てるところから、ケアが始まったことがわかります。看護というのは、自分の全人格を投入して、相手の方とコミュニケーションをとり、その方の望んでおられることを察していきます。そのときに、ただ優しいとか、ただ親切というのでは始まりません。何の考えもなしに漫然と聞くというのも、もちろんだめですね。そういうことならば、看護師でなくとも、ふつうの方も十分やっておられます。私たち看護師は、看護の専門家として、コミュニケーションのさらにその先に、苦痛の軽減や緩和をするプロの技をもち、それを活かさなければいけません。そのときに、看護師にとって最もつかえるツールとなるのが「手」なのです。

手は、サーモスタットなしで、温度はほぼ一定です。叩いたり、さすったり、つまんだり、握ったり、抱っこをしたり、抱きしめたりと、いろいろなことにつかえます。いよいよ終末の迫った患者さんの手を握ってさしあげるだけでも、心が伝わるのです。病院の外来では、先生方はパソコンの画面を見ながら情報を打ち込むことに集中されていて、どうかすると患者さんにまったく手を触れないまま診察を終えられることさえあります。そうであるのならなおのこと、看護師こそもっと患者さんにタッチすればいいのです。「手の価値をもう一度見直しましょう」と、私は看護師たちに言い続けています。

昔は、医師もよく手をつかっていました。脈を診るときもそうですし、胸に手を当てれば、痰がどこにたまっているのかもわかる。痰の吸引をする必要があるのか、どこをどうタッピングすればよいのかもわかります。おなかを触れば、腸の動きはどうか、腹水があるか、ガスがたまっているのか、便が滞っているのかも、もちろんわかるわけです。手というツールは本当に優れているのですが、いまではこうした観察の手段に「手」をつかうことが少なくなってきました。

さきほどのナイチンゲールなどは、脈の性状を実にリアルに表現しているのです。「細いリボンのような感じ」とか「細い糸が空間の隙間をぬって走っているような」とか「びくびくと震えるような」とか、それは見事な表現力です。彼女は、脈の性状から特定の疾患や症状を予知できるのだといい、脈に精通することを看護師に求めました。でも、いまの看護師たちは、人差し指、中指、薬指の三本で、ナイチンゲールのように脈を読むことはできないでしょう。血圧を測るにしても、いまは自動血圧計を腕に巻きさえすれば、血圧も脈拍もパッと数値がデジタル表示されますからね。そんなふうに便利になったことで、手放してしまった手の技があるということです。

阪神大震災のときは、アンビューバッグ(＊26)がなくて人工呼吸ができないというエピソードがありましたが、今度の震災でも自動血圧計がないので脈が測れないという看護師がいたと聞きました。実際に、病棟でも「ひざが痛い」と患者さんがおっしゃったときに、「そうですか。じゃあ、先生にそう伝えておきましょう」と、いまの看護師は言うだけなのです(笑)。「ひざのどの辺りが痛みますか?」とたずねながら、ひざに触れてみるということをしないんですね。

これではいけないと思って、三年前に文部科学省の科研費(科学研究費)助成に申請を出して、その研究の一環として「手当学の構築」というものを盛り込みました。助成をいただいて、二〇一一年で三年目になりますが、「手当学って、子ども手当の〝手当〟

ですか？」と看護師たちに言われて、大笑いしました。

石飛――「手当」ということばから連想するのが、いまや金銭的な報酬のことだということですね。

川島――ええ、そうなんです。日本の看護師だけではなく、世界中に手の技を広めたい。そう思っていたときに、たまたま国際看護交流協会が毎年受け入れているアフリカなど海外からの研修生に講義をする機会がありました。この手の技を何と呼んで伝えていこうかしらと思ったときに、「手のアート」と呼んでみてはどうかと思って、ローマ字と英語で"TE-ART"と紙に書いてみたのです。でも、「てあーと」じゃ、日本語では何だかよくわからないですし、しっくりしませんね。それで、"ART"の後ろに小さな"e"をつけて、"TE-ARTe"「てあーて」としてみました。日本語のまま、世界に手の技を広めることにしたのです。このプロジェクトを立ち上げてから三年になりますが、アフリカから研修にこられた看護師さんたちが、毎年、「てあーて！　てあーて！」と、皆さん声に出してくれるのですよ。

一方で、日本の看護のなかに、もっと手の技を取り込まなければならないと感じています。取り戻す、といったほうがよいかもしれませんね。看護は手の技をしばらくつかってきませんでしたから、優れた手の技をもつ他の職種の専門家、たとえば鍼灸《しんきゅう》マッサージ師や、リンパマッサージやフットケアをしている専門家の方々にその技術を教えていただいて、それを看護にどんなふうに取り込むことができるかを考え始めているところです。この研修も、立ち上げて四年になりました。

今回の震災後にテレビ報道でよく目にしたのは、病院が流され、心電図もモニターもない、カルテもない、パソコンもない。その状況のなかで、医師たちが避難所の一人ひとりに、「どうされましたか?」とたずね、聴診器で胸の音を聴き、打診をしている光景でした。あれが医療の原型、「手当」ですね。できれば近いうちに、この震災の被災地でも、手の技によるケアの研修会をぜひやりたいと思っているところです。

石飛――「触れる」ということは、ご高齢の方にはとくに大事ですね。私もホームでは、毎朝百人の入所者の方に「おはよう」と笑顔で挨拶しながら様子を見て回ります。認知症の方の場合には、笑顔も大事なのです。そして、「この人にはもう少し深くかかわる必要がありそうだな」と思えたときには、その方の肩に手を当てたり、手を握ったりします。私に会うたびに握手をしてくる人もいらっしゃいますよ。それこそ「手当」ですね。

川島――認知症の方々には、やっぱり笑顔で接するわけですね。でも、認知症の方というのは、こちらがやってほしくないようなことをなさったりして、たとえば同居するご家族などは、そのためについ声を荒らげて応対したりなさいますよね。石飛先生のところはスタッフのみなさんが笑顔でいらっしゃるということでしたが、いったいどういうふうにして、そういう接し方をみなさんがなさるようになったのですか？

石飛――結局のところ、認知症の方とこちらとは、五十歩百歩ですから（笑）。

川島――五十歩百歩？（笑）

石飛――ええ、私ももう忘れっぽい年齢ですし、認知症のお年寄りとそんなに変わりがない。そうすると、目くじらを立てることもないわけです。たとえば、外は雨でも、「先生、今日はいい天気だねぇ」と言われたら、「ああ、そうだね。いい天気だね」と返す。事実は違っていても、この会話で挨拶はできているし、心も通っている。だったら、この状況においては、これで文句なしです。

川島――そういう受けとめ方がおできになるのは、ゆとりがあるということなのでしょうね。笑顔って、こちらにゆとりがないとできませんもの。よいケアも、ゆとりがなければ生まれません。いまの看護師たちはとにかくまじめですが、ゆとりがないことが気になります。医療があまりにも高度化して、機械化して、看護師がそこについていくことだけで手いっぱいだからでもあるのでしょう。その影響もあって、自分の身体感覚のようなものは、手の技も含めて、どんどん後退しているように思います。できれば、もう少し看護師たちが息のつける状態になって、内心からの笑顔が出てくるくらいの余裕を取り戻してあげたいですね。無理につくった笑顔のパフォーマンスなんて、そもそも長続きしませんから。

死に対して医療が立つべき位置

石飛――医師のやるべきこと、看護師のやるべきことは、反省も含めてたくさんあることがよくわかりますが、私は患者さんやご家族にも、もっとご自分の人生に主体的であってほしいと思っています。ご自分の人生のことでありながら、その選択や判断を医療者などにあまりにも委ねてしまっているのではないか。胃ろうをするかしないかを決めるのは、最終的にはご本人です。認知症が進んでいたりすれば、ご家族が決めることになりますが、もっと自分の人生への意識を強くもたれてもよいのではないかと思うのです。「患者主体」ということばは医療者がよくつかいますが、当のご本人がはたして自分の人生を主体的に生きているのか、と。

川島――医療では医師のひと言があまりにも大きな力をもっていて、患者も家族も自分の思いをなかなか口に出して言えないからだとも思います。すごく萎縮してしまって、「本当はこうしたい」なんて言えないし、「セカンド・オピニオンをとってみたいのですが……」とたずねることさえできないような気がします。

日野原――そうなると、患者や家族の本当の望むところを看護師がくみとって、それを医師に上手に伝えていくことが、どうしても必要ですね。患者のよいパートナーとなれるようなコミュニケーションの技を、看護師は真剣に磨くことを考えなければいけません。

たとえば、「無理な延命措置を受けずに、できるだけ苦しまないで自分の生涯を閉じたい」と望んでいて、尊厳死協会（＊27）に登録しているような患者であったならば、看護師は主治医に「こういう意思をもっている方です」と、間違いなく伝えることが大事です。患者の意思を主治医にわかるように確実に伝えて、本人にとって不本意な結末にけっしてならないように、看護師には十分な配慮を期待します。それは、胃ろうをどうするかという問題にも通じますね。

石飛――ええ、そうです。看取りというのは、死んでいく瞬間だけをいうのではありません。私たちの施設に入所されたときから、すでに始まっているのだと思っています。入所された後に、ご本人、ご家族と私たちがどうかかわってきたかが、いよいよ最期の看取りのときに結実するのだと思います。

これまで死を見たことも間近で接したこともない若い介護士の人たちが、施設で看取りを体験して、「ああ、これが私たち介護士の役割だ」と、心底、実感できたと言ってくれています。やはり、ご自分の意思をしっかり貫いて、ご自分の人生の結末に対して主体的にかかわった方の最期は、私たちにいろいろなことを教えてくれるほど奥深いものです。

日野原――「人は、生きてきたように死んでいく」といいますからね。つい三週間前のことですが、がんが進行して、手術もできない状態で、痛みのコントロールだけを受けている六十代の方が緩和ケア病棟に入院していました。じきにまったく食べられなくなって、医師たちはもうあと一週間かそこらだろうと思っていたところ、その方が「外出させてほしい」と言ってこられたのです。聞けば、「もう一度、ソーシャルダンスをやりたい」という。「あなた、できますか？」とたずねると、「はい、痛み止めをしっかりやってくださったら、できます」と。

翌週、私が回診すると、「先生、行ってきました」と言って写真まで見せてくれました。「ああ、それはよかったですね」という会話をして、その三日後に静かに亡くなられました。最期は何も食べないで、水だけ少し飲んで、逝かれたのです。

私は、「人間というのは奇跡だなあ」と思いましたね。私たち医師というのは、医学を修め実践している者として、人間のからだのことも病気のこともずいぶん勉強しているつもりでいるものですが、人間の力というのはまったく計り知れないものだとつくづく思います。人にはみな、こうした未知なる力があるのです。その未知なるものに、医療者が手を貸すことができれば、人は本当に安らかに、豊かに、死を迎えることができます。

石飛――それが生きていることであり、最後まで生きるということですよね。特養でも、こんなことがありました。九十四歳の認知症の男性で、誤嚥性肺炎になって、私たちの施設からしばらく病院に入院していましたが、この先そう長くはないことをご家族もよく考えられて、「胃ろうをつけない」という選択をされて、また特養へ帰ってこられました。最後の日が遠くないことは、スタッフもみなわかっています。ですから、看護師も介護士も無理なことは何ひとつしませんでした。無理に食べさせることもしない。点滴もしない。鼻から栄養チューブを入れたりもしません。その方は、ただベッドで眠っているだけです。こんなふうに「何もしない」ということは、ご家族と私たちのあいだに信頼関係がなければできないことでもあります。

この方に対して不快な感覚はないように努めること以外には、ひたすら自然の手に委ねて、何もしません。ただ介護士たちが、ある日、その方の部屋に「五十七回目の結婚記念日おめでとう」とでかでかと紙に書いて、壁に貼ったのです。その方がベッドからちょうど見える辺りに。ご本人にはもう読めないかもしれない。それも承知のうえです。その方は相変わらず、仰向けで静かに息をしておられるだけです。部屋の外では、いつものように入所者のみなさんがにぎやかに遊戯をしている。介護士たちもその輪に加わりながら、ときたまその方の様子を見にいくくらいです。午後になって奥さんとご家族が来られて、壁を見て泣いておられましたね。その三日後に、その方は静かに逝かれました。

「これも施設の役割なのだなあ」と思いましたね。そうして、「こういう感性を見せてくれる介護士になってくれたんだなあ」と。それをお膳立てしてきたのは、看護師です。私はそれを見せてもらって、「ああ、ここまで来たのか」と胸が熱くなりました。いままでは、ホームのスタッフの誰もが、死を看取ることに対してあまり構えなくなりました。静かに最期を迎えていただく、そのお手伝いをすればいいんだ、と。

川島――看護師と介護士の方々がお互いを尊重し合って、学び合って、育ててきたものなのでしょうね。

石飛――ええ、そうだと思います。かつて外科医として、患者さんに「最後まで闘わなくてどうする。がんばりなさい」と、自然の流れに逆らってでも、いのちを引き延ばすことをよしとしてきた私などは、こういう看取りを見せてもらって、もう涙が出そうになるわけですよ。

日野原――死を、当人や家族の手に返すべきですね。医療が奪ってはいけないということです。私はいわゆる深刻な病の告知についても、それをつねに医師が行うというのではなく、本人にとって最もふさわしい人がその役を担うほうがよいと思っています。それは、患者が心を開くことのできる看護師かもしれない。あるいは家族ということもあります。そう思えるようになったのは、進行したがんを患った牧師であったご主人の予後の告知を、私は夫人がなさるほうがよいと考え、そして夫人は見事に務められたからです。ベッドに横たわるご主人の傍らで夫人は一人で静かにお話をされ、そうして二人で肩を抱き合いながらひと晩泣き明かされたそうですが、その翌日のご主人の凛《りん》とした静かな姿勢に主治医は驚いたといいます。愛する家族からの告知であったからこそできたことなのです。

いよいよ近づいた臨終のときについても知っておいてほしいことがあります。いまだに一般の人は、家で看取ることに対して大きな不安をもっていますね。住み慣れた家で最期を看取りたいと決断されたご家族であっても、いざというときが近づいてくると不安で仕方がない。「ひょっとしたら、いよいよじゃないか」と、在宅で診てくれている医師や訪問看護師にあわてて連絡をするのだけれども、私たち医療者の到着を待っているあいだというのは、家族にとってはおそろしく長い時間なのです。不安が非常に強くなります。そのときに、私は電話でまずこう伝えます。「おそらく静かで安らかなエンディングになるでしょうから、何も心配しなくていいですよ」と。「呼吸が止まることがあっても、あわてることはないですよ」と、少しだけ具体的な先行きもお話ししておきます。

一般の人は、死の間際には〝断末魔〟ということばどおりの、むごい苦しみがあるのではないかと恐怖するのですが、たいていの人の終末は、むだな延命措置をしないかぎり穏やかなものです。あえぐような呼吸が見られても、当人に苦痛はありません。

石飛――ええ、そうです。

日野原――ですから、家族の人には、どういう状態になると死が近づいたといえるのかを少し前からお話しして、「こういう兆候が見られたら、電話をかけるように」と伝えます。そうして、「私たちが到着するまでのあいだに、少し時間がかかっても、何も心配ありませんよ」と言うのです。いまでも、私は夜中に電話をもらって看取りをすることがあるのですよ。

川島――まあ、そうですか。

日野原――夜中にかかってきた電話には、私はふだんよりも配慮をしています。横になった姿勢のまま出す声は、起きているときの声と感じが違いますから、必ずからだを起こして、「どうされましたか?」と、少し高めのトーンを意識しながら電話に出るのです。「先生、こんな時間に申しわけありません」という相手に応えて、「いえ、まだ起きて原稿を書いていたところですから、大丈夫ですよ」と答えるようにしています。そうして、私が行くまでのあいだに家族ができることのいくつかを伝えます。これがもう七十年近くも、私の習慣になっています。

石飛――実は、二十数年前に病院で当直をしていた夜のことです。午後十一時半ごろでしたか、不意に日野原先生がいらっしゃったことがあるのです。終末の近い、大事な方のお見舞いに駆けつけられたということでした。それは、私にとって大事な教えになりました。いま、夜中に特養から電話で呼ばれれば、すぐに出かけていってご家族と一緒に看取りをさせていただいていますが、その原点は、実は日野原先生なのです。

日野原――そうでしたか。そういうこともありましたね。

ケアの真髄とは

川島――冒頭の震災の被災地の話にもう一度戻りますが、看護と介護が一体になったケアを被災地でこそ、いち早く実現したいと思っています。いま私はそれについて頭を抱えているのですが、いったいどこからどういう一歩を踏み出せばよいのでしょうか？

日野原――同じ目的を見ているかが、まず大事でしょう。さきほどナイチンゲールのことばを取り上げて、「自然治癒力がうまく働くように、その回復過程を手助けするのが医療であり看護である」ということを話題にしましたね。いま行っているケアがすぐに目に見えた効果を上げなくとも、ケアを提供しようとする私たちはよい方向への途上にあることを思い描きながら、ゴールをともに目指して進まなければならないわけです。ケアの効果が見えてこないあいだというのは、当人にとってだけでなく、ケアを実践している者にとっても、ある意味で試練のようなものです。そこを耐えながら、私たちはケアを継続していかなければならない。それには、同じゴールを頭に描いていることが大切ですね。

川島――共通してもつべきケアのゴールを、具体的にどう描けばよいのでしょう？

日野原――ケアの核となるもの、スピリット、精神が何であるか。被災された方たちが最終的にどうあってほしいと、私たちは考えるのか。それをともに考え、語り合うことが必要でしょう。

私は、ケアの核にあるべきものは「生きがい」であると思っています。その人が「生きがい」をもって生きることが、私たちの目指すゴールだと思います。病があっても、あるいは突発的な天災や人災に遭遇して生きることに困難を抱えていても、人が人として生きていくには、やはり「生きがい」というものがなくてはならない。被災した人たちは先行きの見えない厳しい状況にあるのですから、いまは「生きがい」をもつことなど考えてもみないでしょう。それでも、「生きがい」は消えてなくなったわけではないのです。いまは厚い雲に覆われて、その姿が見えなくなっているだけなのです。やがて雲が晴れて、きっとまた「生きがい」が見えてきます。それまでのあいだはつらいけれども、耐えなければならない。辛抱がいるのです。そうやって耐えている姿は、降り積もった雪の重みで竹がうんとしなっているような状態です。

川島――しなうのですね。重みで、折れてしまうのではなくて。

日野原――そう、重荷を受けて強くしなっているのです。長い冬が終わって、暖かい日差しが戻ってくれれば、雪が解けて、また竹はすっと背を伸ばすでしょう。「冬来たりなば春遠からじ」という自然の大きな原則のなかに、私たちも生きているのです。

竹が大きくしなうのと同じように、重荷に耐える心を試練の渦中にある人にどうすれば与えることができるか。それには、一緒に耐えてくれる存在が何よりも支えになります。しかも、その存在がケアの素人か、専門家かでは、大きな差があります。ケアの専門性をもつ人は、困難を抱えている人の実際的な課題がよく見えて、それに対して具体的な支援ができますから、苦しみのさなかにある人の心の内にまで深く入ってふれることができます。

川島――たしかにそうですね。

日野原――震災の後、作家の加賀乙彦（一九二九－）さんが被災者に向けて新聞に書かれたものを読みながら私は、はっと気がつきました。被災地で復興に向けて懸命に努力をしている。しかし、まだ何の成果も見えない。先行きが見えない。それでも、この過程のなかに、復興はすでに始まっているのだ、と。復興に向けた行動のなかに、すでに復興はあるのです。それは、子どもを長らく望んでいた女性が、「妊娠二か月ですよ」と言われたときにからだの内に感じる希望のようなものですね。

ケアというのは、たとえいまはその成果が顕在化していなくとも、すでにケアの実践のなかにその萌芽がある。それを信じて、「生きがいをもって生きる」というケアのゴールを見すえ、いまという瞬間にベストを尽くさなければいけない。同じ志をもち、行動をともにしようと立ち上がってくれる人たちと、川島先生がともかく被災地でのケアに着手してくださることを強く願っています。

川島――ええ、ありがとうございます。まず行動を起こすことですね。

すべての看護職に向けて

日野原――さて、まだまだ語り合いたいことは尽きませんが、最後に私たちからひと言ずつ、看護に携わる人たちとこれから看護を志す人たちに向けて、メッセージを送ることにしましょう。

石飛――さきほど日野原先生がお話しされたとおりで、ケアの目的は一つ、共通しています。看護師の方だけでなく、われわれの共通のゴールは、その人がその人らしく生きていくことにあります。それをしっかり踏まえて、ケアを提供する人間それぞれが自分の役割に最善を尽くす。それが本当の意味の協働だと思います。

日野原――そう、チームにはメンバーそれぞれに役割がありますが、その役割は重なり合わなければいけない。たとえば野球でも、ショートに向かって打球が飛んできたなら、センターは前進してそのカバーに向かい、さらにレフトもセンターをフォローするというように、場面に応じてメンバーの動きを見ながら、自分の守備範囲の役割を自在に変えていく。チームで取り組むということは、そういうことですね。

患者本人や家族も含んだ、ケアを担うチームのメンバーは、それぞれが大きな円を構成する弧のようなものです。弧であるメンバーは、大きな円であるケアのゴールをともに見つめながら、つながっているのです。私たちが目指すべきケアは、大きな円であり、それがビジョンです。そのビジョンをしっかりもっていれば、勇気ある行動ができます。そうすれば、やがて成果が現れる。ビジョンをもって、果敢に挑戦し、成功を勝ち取る。ビジョン(vision)があり、ベンチャー(venture)を成し遂げ、ビクトリー(victory)をつかむのです。この頭文字の三つの「V」を、どうか忘れないでください。

石飛――そして看護師さんには、優しさを期待します。賢さも期待します。そして、技能、スキルを伴った人であることを期待しています。頼りになる看護師の存在は、ご本人、ご家族にとってはもちろん、同じチームを組むスタッフにとってもこれほどありがたいことはありません。

川島――そうですね。優しさというようなものは感性の表れでもあり、感性は長い時間をかけて育ち、磨かれていくものです。ですから、いくら仕事が忙しいからといって、看護師のプライベートな生活が単調で殺ばつとしているようではだめですね。若い人たちが、「何、食べる?」「別に」「何でも」とやりとりしているのを聞いたり、「おなかに入りさえすればいいわ」という程度の考えで、食事なのだか、おやつなのだかわからないような殺風景な食事を一人で黙々としているのを目にすると、「これはまずいな」と気になってしまいます。感性を磨くためにも、「わあ、おいしい」とか「わあ、うれしい」とか、心が豊かに動く体験をもっと実感してほしいと思っています。

日野原――ウィリアム・オスラー先生は、「看護師には何が必要か?」と看護学生にたずねられて、七つの徳をあげています。「明るさ」「凛々《りり》しさ」「優しさ」「微笑み」「温かさ」「清潔」「寡黙」。そうして、その七つのものを一つにつなぐものが、「慈しみある愛の心」である、といっています。七つの徳を看護のなかに、どう具現するか。たとえば、患者の訴えをどう聞くか。機械的に受け流すのではなく、ことばにならないことばをも聞き取る賢明さも必要でしょう。さらに、オスラーが「寡黙」を徳としてあげているように、対話に横たわる「間」や沈黙の時間も大切にできなければいけません。

オスラーはジョンズ・ホプキンス病院の看護学校の第一期生を送り出すにあたって、こういっています。「看護職と医師の二つの職業を比べてみると、いまは医師のほうが世の関心と尊敬を多く受けている。しかし、歴史的には看護職のほうが古くからある。あなたがたは、医師よりも名誉ある天職に就いていると考えてほしい」。このことばをそのまま、すべての看護師のみなさんに送ります。

では、川島先生のメッセージをお願いします。

川島――看護は、実践して初めて看護というものが立ち現れるのですから、実践することが何よりも大事です。どうぞ看護を大いに実践して、看護の喜びを全身で体験していただきたいと思っています。看護という職業の魅力は、目的意識的に仕事をすると、相手から必ず反応が得られるということにあります。思い描いたとおりに患者さんがよくなっていくのを見るのは、まず看護師である自分自身がすごくうれしいものです。その後で、さらにもう一回喜べる。それは、患者さんが「ありがとう」と言ってくださることです。「楽になりました」とか「気持ちよかったわ」とか、患者さんの喜びまで受けとることができます。看護師は喜びを二回も味わえるのですね。こんなにすてきな仕事はないな、と思います。でも、けっして楽な仕事ではありません。

入学したての学生さんに、私は毎年こう言います。「みなさんがこれほど大変な仕事を自分の職業として選んでくださったことに、心から敬意を表します。すばらしい選択をなさいました。そして、みなさんには先見の明もあります」と。なぜ先見の明かといえば、急速に進歩している医学から見れば、看護はまだ未発展な位置にいるかもしれませんが、自然治癒力を引き出すという意味において、看護は医療のなかで最高の位置にあると思うからです。しかも、医療が施す治療のように、患者さんに苦痛を強いたり、不安や恐怖にさらしたりしないで、より安楽に、より心地よく、苦痛を緩和するやり方で、その人の治る力を引き出すことをしています。これこそケアのなかでいちばん大切なことではないかと思います。ですから、診療報酬は看護にこそいちばん高くつけてほしいと思っているくらいです（笑）。

看護は楽な仕事ではありませんが、未来があります。ですから、日野原先生もおっしゃったように、やはり最後までチャレンジ精神をもち続けてほしいと思います。チャレンジの先に、大きな二つの喜びが待っているのですから、その喜びを体験するためにも看護を実践してください。ぜひ、本当の看護をしてください。

日野原――これからの看護に、私たち三人が大きな期待をしていることが伝わったでしょうか。いまこそ看護の出番であることを、看護に携わる人たちがまず確信をもって行動されることを私たちは期待しています。

Ⅲ なぜ、私は「治す」ことに疑問をもつに至ったのか

石飛幸三

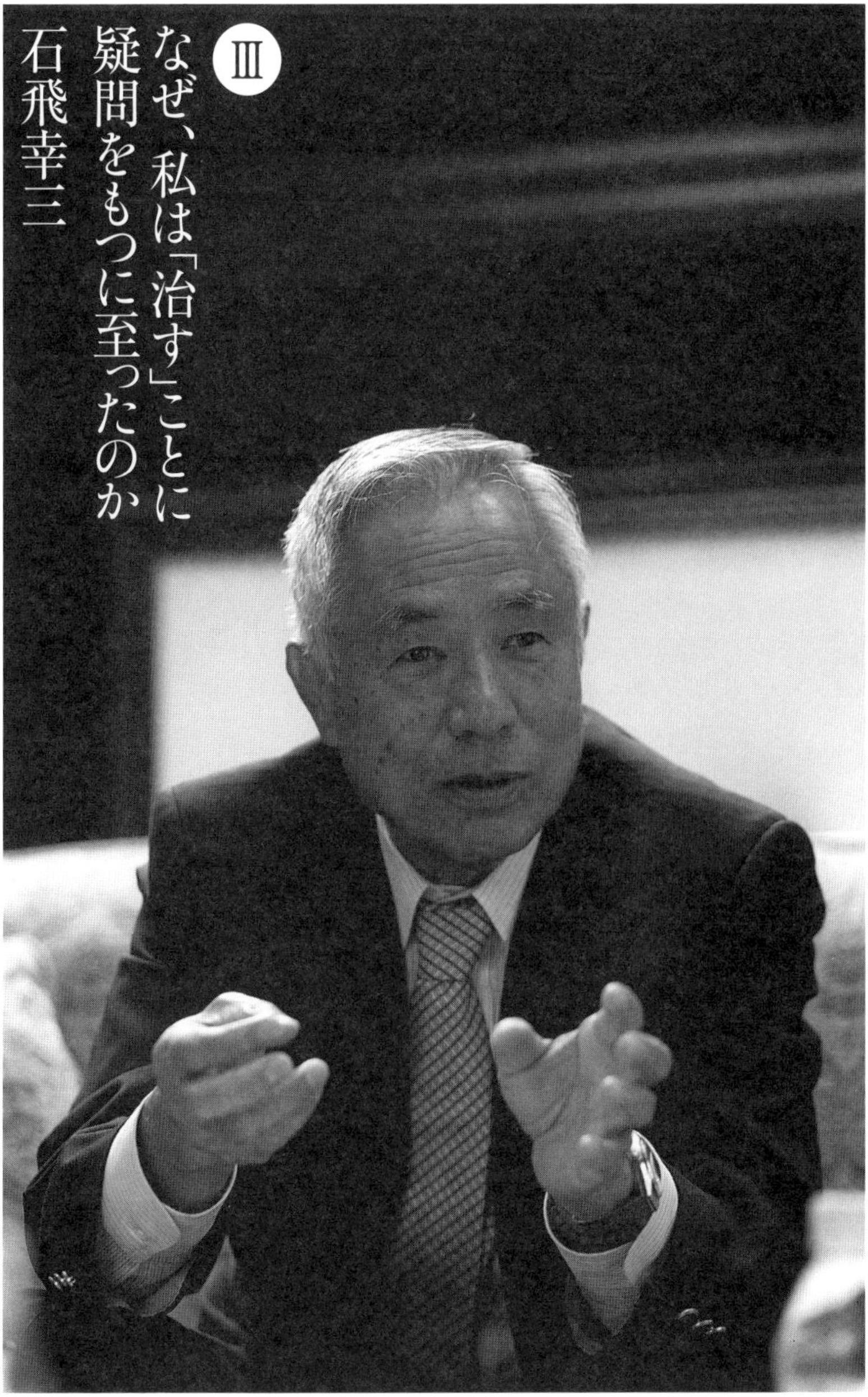

石飛幸三　いしとび・こうぞう

1935年広島県に生まれる。1961年慶應義塾大学医学部卒業。外科学教室に入局し消化器外科を目指す一方、その発展のために血管外科的技術習得の必要性を感じて、1970年ドイツ・ザウアーブルッフ記念病院で血管外科医として約2年間勤務。1972年より東京都済生会中央病院勤務。食道遊離移植など血管外科の応用手術に励むとともに、脳梗塞の予防を目的とした頸動脈内膜摘除術の草分けになり、30年間にわたってこの手術の応用、発展に寄与した。一方、慶應義塾大学医学部兼任講師として血管外傷を講義し、その際考案した野球投手の血管損傷の手術を10人のプロ野球投手に行い、その方法と10年後の移植血管の状態、投手としての戦績を"Journal of Vascular Surgery"に発表した。1993年東京都済生会中央病院副院長。高齢者の仲間入りをする年齢に達するとともに、老衰への医療の介入に疑問をもつようになり、2005年12月より特別養護老人ホーム・芦花ホームに勤務。2010年刊の著書『「平穏死」のすすめ　口から食べられなくなったらどうしますか』(講談社)は大きな反響を呼び、ベストセラーとなる。

人生の終末に医療はどこまで介入するのか

延命至上主義の医療が壁に突き当たっている。これはもう疑いようのない事実であり、私たちはこの事実を真摯に受けとめざるをえないところにまできています。

医療がこの先どんなに高度化しても、いずれ死を迎えるという生物体の運命そのものまで医療が変えることはできません。そうでありながら、寿命を不自然なかたちをとってでも引き延ばそうとしてきた医師の責任は、きわめて重大だといえます。それは、長年、外科医として病気を治すことこそが使命だと信じ、そこに向けて突き進んできた自分自身を振り返って痛切に思うことです。

徹底的に医療を施すことが、はたして目の前の患者にとってよいことなのかどうか。こんな疑問が頭をもたげてきたのは、還暦に近くなってからです。それ以前の私は、患者さんやご家族にはきまってこう言いました。

「手術を受けたくないだなんて、そんなふうにあきらめてはだめですよ。どこまでもがんばらなくてどうするのですか」と。

心のなかには、「執刀する自分が本気で向き合おうとしているのに、当のあなた方がそんな弱気では困るじゃないか」という気持ちがあったのです。

「石飛の手術はしつこい」とよくもわるくも評されましたが、ある種の執念をもって手術に臨んできたことは間違いありません。手術に際して頼るべきものは自分だけ、後は運を祈って神様にすがるよりほかないという覚悟でした。

手術場に立つというのは、何千、何万回経験しようとも、いつでも足がすくむのです。それは、ぞっとする世界です。ひとつ間違えば、取り返しがつかない。とりわけ私が専門としてきた血管外科という領域は、手術が終わった時点で成否の勝負がついてしまうといってもよいほどの明白さと厳しさをもっています。結果がすべてですから、たとえ百点満点の九十九点の出来であっても、一点足りなかったがために、そこから修復したはずの血管が破綻し、出血を起こしてしまうかもしれない。これほど単純明快な世界に対して、私はとことんまでしぶとく挑戦するよりほかありません。もとより、怖いからといって、その場から逃げ出すわけにはいかないのです。

そうした決死の覚悟を奮い立たせている私に対して、手術を受ける身である当人が怖気づいてどうする、という気持ちがあったことは否めません。五十代あたりまでは、自分の考えに疑問をもつことさえありませんでした。手術の成功が、患者や家族にとっての最善だと信じていました。

いまにしてみればわかることですが、「患者のあなたが、がんばらなくてどうする」と一方的に説く場面に、その後の人生を生きるご本人の意思は不在です。いったい、ご本人をどこへ追いやってしまったのでしょう。六十代近くなって、自分の老い先がふっと視界に入ってくるようになってから、自分の使命だと信じてきた「治す」とはどういうことなのかを、ようやく、そして真剣に考えるようになりました。

＊

どこまで治療を追求すべきなのかという本質的な問いは、治療にひた走っている医師の頭にはなかなか浮かびません。もちろん必要なことはやらなければいけない。しかし、もうこれ以上は医療が介入すべきではないという場面があることを、医師たちはもっと謙虚に知るべきでしょう。

治療によってご本人の望む生き方や、人生の幕引きが損なわれてしまうのであれば、「これ以上の積極的な治療はしない」という選択も、これからの医師は提示すべきだと思います。それは、超高齢社会(*16)を迎えた現代の医師に求められる大事な役目の一つだといえます。

私は特別養護老人ホーム(*8)に勤め始めて六年目になりますが、特養というのは、終のすみかの役割をも担う、介護度の高い高齢者のための生活施設です。ここは医療の場ではなく、あくまでも生活の場ですから、医療を受ける必要が生じれば、医療機関に行くことになります。私は特養の常勤医(*9)ではありますが、特養において私が医療保険で医療行為をすることは許されていません。せいぜい施設の常備薬をつかって軽い感染症の治療ができるくらいです。そしてそれは施設の持ち出しになります。

重症な感染症、たとえば誤嚥《ごえん》性肺炎(*15)を起こせば、病院に入院して治療をしてもらうことになります。しかし、治療で肺炎は治せても、食べるとむせるという生理的衰えは治せません。そうして、たいてい入院先では肺炎の再発予防を理由に胃ろう(*3)がつくられます。こうして、口から食べると誤嚥しやすく肺炎のリスクの高い人には胃ろうがつくられ、液体状の栄養補給が可能になるわけです。

けれども、胃ろうにしたから誤嚥性肺炎が減っていくかと思えば、どうもそうではない現実に、私は直面することになりました。相変わらず痰《たん》の量は多く、ゼロゼロする音が聞こえる。痰の吸引をしなければ、また肺炎を起こしてしまいます。

対応に頭を抱えていたさなかに転機となる出来事がありました。鼎談《ていだん》でもお話ししたように、ご高齢で認知症もあり誤嚥性肺炎を起こしてしまった奥さんに、入院先の医師から「胃ろうの適応」と言われながらも胃ろうをつけないことをご主人が選択され、食べられるだけのごく少量を介助するという体験をすることになったのです。一日わずか六〇〇キロカロリーを食べていただくのがやっとでしたが、意外にも無理に栄養を与えないほうが、むしろ穏やかな状態で終末を迎えられるようだということを、この体験を通して知りました。

自然に衰えていくのと歩調を合わせるように何もしないでいると、「もうあと一両日だろう」と思われた人がみるみる顔もすっきりした感じになり、息苦しさもなさそうで、穏やかな状態が続きます。そうして、二、三日先と予測していた最期が、一週間あるいは二週間先に、ソフトランディングとも呼べるような経過で静かに眠るように訪れるのです。

無理な延命措置に当たることは「何もしない」という選択が、「平穏死」につながるらしいことを体験して、それまでもっていた医師としての常識は見事に覆されました。

老衰による死を誰も知らない

医学というのは「死を敗北」ととらえてきましたから、死というものが肉体的にどのような条件のもとで訪れるのかという解明をまるでしていません。死は医学のなかでは手つかずの領域であり、誰も知ろうともしないし、教えようともしてこなかったといえます。

『「平穏死」のすすめ』（講談社）を書くにあたって、老衰の終末期の文献を探してみましたが、海外にはわずかにあるものの、老年医学の分野にさえ、生理学的に死を追究した文献は見当たりませんでした。いかに私たち医療職者、ことに医師が老衰やそれに続く死を知らないかということを裏づけています。

医師が老衰に続く死を生理学的に知らないのですから、一般の人が死の知識をまるでもっていないのは、当然といえば当然です。しかも、昔のように家で家族の最期を看取ることがなくなり、八割の人が病院で亡くなっている時代ですから、一般の人も「ぎりぎりまで医療をやってもらい、死をできるだけ先送りにするのがいちばんよいことだ」と考えているきらいがあります。さらに国民皆保険制度を誇る日本では、高齢者の医療費の自己負担額は現状では基本的に一割で済みますから、「受けられる医療は、受けたほうが得だろう」という感覚も働いているのかもしれません。しかし、その認識については医師と同様に改める必要があると感じています。

本来、老衰による自然の経過に任せた死は、実に穏やかなものです。にもかかわらず、無理な延命医療によってご本人に肉体的な苦痛を強いるばかりか、その後の人生の日々の質、クオリティ・オブ・ライフ（ＱＯＬ）をも低下させているのです。いったい医療は、人生の終末を迎えつつあるご本人やご家族に何を提供しているといえるのでしょうか。

医師は、がんであれ心筋梗塞であれ、いかに治療するかの頭しかありませんが、がんも広くいえば細胞の老化によって起こるのですから、老衰の一症状と呼んでも間違いではないでしょう。動脈硬化に引き続いて起こる心筋梗塞なども、血管というパイプが長年の使用で傷んで老化したのですから、やはり同様に老衰ととらえることができます。つまり、からだそのものが老衰していくという、生物の宿命としての大きな流れは止められないにもかかわらず、手術をして、あたかも老衰そのものをそこで食い止めた気になっているのが医師だということができます。

老衰の果ての、人生の終焉《しゅうえん》がぎりぎりまで迫っている人に、臓器の一部分だけを修復するというようなその場しのぎの治療をすることが、いったいどれほどの意味をもつのでしょう。老衰が進めば、やがて食べられなくなるのが自然なのですが、それでも栄養を補給し続けることは、はたしてご本人が本当に望んでいることなのでしょうか。

医師ならば一度は読む『ハリソン内科学』(メディカル・サイエンス・インターナショナル)のなかのことばが、いまほど重く響くことはないように思います。原著第十七版にこう書かれています。

Understanding that patients stop eating because they are dying, not dying because they have stopped eating, can reduce family and caregiver anxiety.

（死を迎える人は、生命を終えようとしているから食べないのだ。食べないから死ぬのではない。それをわかっていれば、家族や介護をする人は思いわずらわずに済む。）

いよいよ人生の幕を引く段になれば、自然に食べなくなる。その経過のなかにご本人の無言の意思があるのだと私は思っていますが、そうとらえるのは行き過ぎでしょうか。認知症も進んだご高齢者はことばで意思を伝えることはできなくなっていますが、からだで「私はもう十分生きました。もう食べたくはありません」と言っているのだと、私は思っています。「もう食べたくない」と言っている人に対して、「餓死させては大変だ」とせっせと管から栄養を与えるのは、どう見ても不自然です。健康な私たちでさえ、食欲がある日とない日とがあり、ときには一食二食を抜いて胃を休めたいときがあるはずです。それなのに、毎日決まったカロリーを、味わう楽しみもないままに、からだに機械的に送り込まれる。これは、見方によっては暴力だともいえます。

認知症のいよいよ最後で、反射も落ちて、もうまもなく死んでいくのだから、食べたくはないのです。食べる必要をからだが欲していないのですから、食べないのです。それなのに無理やりに栄養剤を送り込めば、欲しくもないものを入れられて、からだは受けつけるはずがありません。当然、痰も増えるわけです。

認知症が進み嚥下《えんげ》機能がすっかり落ちた女性が、一年以上も一日わずか六〇〇キロカロリーというごく少量を介助されながら口から食べられたのは、ご本人の「食べたい」「生きたい」という意欲があったからです。「空腹は（食欲を引き出す）最高のスパイス」というご主人のことばがそれを言い当てています。

今日が何日で、いまが冬なのか夏なのかさえわからなくなった特養の認知症の人ではありますが、その意識の深いところに、「からだの自由も利かなくなって、若い者に世話をかけるばかりの、こんな生き方は惨めでいやだ」という美学がしっかりあることを私は認めざるをえないのです。

「溺れさせるようなもの」ということば

「だいたい医者は点滴をやり過ぎる。あれではまるで溺《おぼ》れさせるようなものだわ」と訪問看護師であった妻が言うのを、かつては話半分で聞いていた私が、「なるほど、そのとおりだ」とうなずくようになったのは、特養でこうした体験を重ねてからのことです。

老衰で終末の近くなったからだに、脱水をせぬようにとせっせと点滴をし続ければ、すでにそれを処理できる力は落ちてしまっているのですから、全身はむくみ、肺まで うっ血して、呼吸は非常に苦しくなってしまいます。考えてみれば、それは当然の成りゆきですが、老衰による自然な終末を見たこともない大半の医師は想像力を働かせることさえできていません。からだが処理できない過剰な水分をためこんだ状態を、「溺れさせるようなもの」と妻が表現したことは、ある意味で当たっているのです。

栄養も然りです。老衰で、意識レベルもかなり低く、反射も落ち、口から食べられなくなった人に管をつかって胃や腸に栄養を送り込む。あるいは、胃の辺りに小さな穴を開ける胃ろうも、からだの欲している以上のものを無理やり送り込んでいるのですから、当然、痰は増えてきます。それを放っておけば、気管に流れ込んで肺炎を起こしてしまうというので、チューブをつかって始終、痰を吸引することが必要になってしまいます。

意思疎通もできないご本人は「痛い」とも「苦しい」とも「もうやめてほしい」ともおっしゃいませんが、すべての機能がいよいよ終末に向かって低下している段階で水分や栄養を補給し続けることが、ご本人に大きな負担を強いていることは間違いありません。

私が特養での経験を通して学ばせてもらったそれらを本に書き、その後は求められるまま全国各地で話をしてまわり、思いがけないほど多くの反響をいただきました。訪問看護師の方々からは、「ああ、やっぱりそうだった。やっと胸のつかえが下りた」という声が寄せられます。「終末が迫ったからだは、むしろ乾かすほうが、ご本人にとって楽そうだ」と、在宅で最期を看取る機会のある訪問看護師の方々は経験のなかで気づいていたのです。そして、「医者はどうしてこんな点滴の指示を出すのだろう。これでは苦痛のなかで最期を迎えさせてしまうことになりそうで、やるせない」と苦悩することが少なからずあることを、いまの私は想像できます。

目的を共有できるまで語り合えるか

そもそも医師は、その人の全体というものが見えていないのです。かつての私のような外科医は、いってみれば部品工場の一修理担当でしかなく、病んだ臓器をいかにして繕《つくろ》うかにしか関心が向いていないともいえます。

それに対して、ご病人のからだ全体、生活、人生、そしてその人の存在という関係性をも視野に入れてかかわっていく看護は、治療一辺倒の医療よりも、実ははるかに全体を見越しています。

そうした看護のもつ全体性の視点を、もっと現場で強く打ち出してほしいと期待します。終末のいのちに無用な苦痛を強いるばかりの「キュア」（治療）を、この超高齢社会でこのまま続けていていいはずがありません。時代は「キュア」から「ケア」へ、大きくシフトすべきところへ来ています。そして、その「ケア」の確かな腕をもっているのが、看護師です。

医師の示す治療方針がご本人の意思とは相容れなかったり、QOLを明らかに低下させたりすることが予想されるのなら、看護師は医師の誤りを指摘しなければなりません。保助看法(*10)には、看護師は医師の行う医療行為を補助すると明文化されていますが、医師の指示がどうあれ、つねにそれに従わねばならないという意味ではないはずです。「医者の指示には逆らえない」と多くの看護師がこの瞬間も涙をのんでいるのかもしれませんが、そのことで患者さんやご家族の望まない結果がもたらされたとしたら、その重い責を当然医師は負うべきですが、医師の指示が間違っているとわかっていながら、それに従った看護師も同様に責任を問われるのだと認識してほしいのです。

狭い見方にとらわれた医師の指示に泣く泣く従うのではなく、看護としてのプロフェッショナルな見解をはっきり示すことに勇気をもっていただきたい。それを、使命と感じてほしい。主体であるご本人の最善に向けて、チームでその実現を目指すのがわれわれ医療関係者なのですから、本来、そこに職種による上下関係は存在しません。医師が階層の頂点に立っているかのような図式はたしかに依然として散見されますが、特養のような施設や在宅におけるケアにおいては、本来は医師、看護師、介護士、ケアマネジャー、そしてご本人、ご家族の誰もが対等に意見を言えなければならないのです。

＊

翻って特養の常勤医としての私の立ち位置はどこにあるのかといえば、ケアの実働部隊である介護士や看護師の後方で、その背をしっかり支える存在だと認識しています。私がしゃしゃり出ていってスタッフに指示して回るのではなく、むしろふだんは黒子になって、「最終責任は私が負うから、無用な心配に脅えずに、みんなでよいと考えたケアを自信をもってやってほしい」と支える役なのだと思います。

胃ろうをつけない方を特養に受け入れるにしても、前例のないことを実行するのはスタッフにとって大きな不安が伴います。過去に、食事介助がきっかけで肺炎を起こし亡くなった方の遺族から訴訟を起こされた苦い体験があり、実際にケアに当たる介護士や、全体の状況を把握する役を担う看護師の緊張と不安は並々ならぬものがあります。その不安からスタッフがまず解放されることが必要で、「最終責任は私が負う」と約束するくらいのことはすべきだと思ってきました。何しろ、実際にケアをするのは私ではなく、介護士、看護師なのですからなおさらです。

私が看護師や介護士を全面的に信頼し、尊重して、「万が一のときには私が責任を負う」と大きく構えていれば、実働部隊であるスタッフは安心してのびのびとその職分をまっとうできます。各人がプロフェッショナルとして自律し、自分の働きに意義と達成感を感じてもらえる環境を用意することが、施設における医師の役目だと思っています。

私がチームを後方から見守るなかで、実際的な要の機能を担ってくれているのが看護師です。医療と生活の双方にまたがる専門的視点と技をもっている看護師が、多数の介護士の戸惑いや不安にどれだけ耳を傾け、ケアを担う同じチームの一員として彼らを信頼していけるかどうかで、チーム全体のケアの質が変わってきます。看護師もまた介護士から信頼されていなければなりませんから、両者の良好な関係は口で言うほど容易ではありません。

いまではチームプレーを発揮してくれている芦花《ろか》ホームのスタッフといえども、ここに至るまでは手探りが続きました。胃ろうをつけない人を受け入れることに最初の一歩を踏み出し、踏み出してしまったからこそ、「胃ろうをつけるべきなのか」「胃ろうをつけない人をホームでケアし続けられるのか」を、ご家族と一緒に考える必要に迫られました。食べられる量だけを無理強いせずに介助することに挑戦し、一人にそれができたら、その前例を手がかりにして、またほかの一人に、という具合に、一つずつ成功事例を増やしていきました。そうして、最期を病院へ送るのではなく、ここで看取るようになりました。いまでは、八割の方がこのホームで最期を迎えています。

これらの一つひとつを達成するたびに全員で集い、振り返りました。「自分たちがどうかかわったから、これを成しえたのか」を語り合い、共有することを積み重ねてきたのです。ときには、ご家族も巻き込みました。何度集まり、どれほど時間をかけて語り合ってきたか知れません。

　何とか一つはクリアしたものの、次の一歩をどう進めてよいのかわからず、互いに苦しさだけを吐露する語り合いもありました。若い介護士がここで初めて看取りを体験して、激しく動揺し、振り返りのさなかに泣き出す場面もありました。同じ思いを介護士たちが共有し、看護師も介護士の不安を理解しました。新たな一歩を踏み出すには、こうして職種を超えて本音で語り合うしか方法がなかったのだとも思います。

　そうして気がついてみれば、スタッフのあいだにチームとしての一体感が生まれていました。看護師と介護士が反目することも、責め合うこともなくなり、かつてのぎすぎすした空気はどこかへ消えていました。自分たちの目的はただ一つ、入所者の方の納得のいく生き方を最後まで支えることだと全員が確信できたからこそ、ここにたどり着けたのです。そして同時に、「目的にかなうことならば、自分たちはきっと達成できる」という自信を、一人ひとりがつかんだからでもあるでしょう。本音で語り合ってきた積み重ねが、実を結んだのです。

　いまは目的実現のために、それぞれが意見を言い、助け合い、自然に協働しています。目的が共有されているので、ケアの方向性がぶれることもありません。傍《はた》から見ていて驚くほど、ケアのスキルもみるみる上がってきました。私の知らないところで、お互いに時間をやりくりしながら学び合っているのに違いありません。スタッフの顔を見れば、いかにいきいきと仕事をしてくれているかがわかります。第一、離職していく人がいなくなりました。スタッフをここに引きとめている力は、自分は意味のある仕事をしているのだという実感と、その達成感なのでしょう。

体温や血圧などバイタルサインの数値の報告に終始していた朝のミーティングも、いまではまるで違っています。入所者一人ひとりの納得のいく毎日を実現するために何ができるかが話題にされ、互いに意見を述べ合うことがもっぱらになりました。

ここで最期を看取ることに対しても、介護士たちはいま何のためらいも見せません。むしろ、豊かな看取りの実現は、最期の瞬間だけをいうのではなく、お年寄りがここへ入所されたそのときから始まるのだということを、スタッフ全員が共有しています。そうして、看取りを体験するたびに、介護士がご家族へ深々と感謝のことばを伝えている光景を目にします。私にも、「また、あの生き方に学ばせてもらいました」と彼らは話してくれるのです。けれど、実はそのことばは、そっくりそのまま私のことばでもあると感じています。

マニュアルやガイドラインがいまの芦花ホームをつくったのではありません。ここには、マニュアルもガイドラインもありません。人生の主人公であるご本人、そしてご家族がいま何を願い、どんな問題を抱えているのかをスタッフそれぞれが受けとめ、つねにチームとして知恵と力を出し合いながら対応しています。ケアの実践は、つねに応用問題なのです。マニュアルやガイドラインに首っぴきでは、本物のケアは実現できません。芦花ホームのすべてのスタッフが、チームでこの挑戦しがいのある応用問題を解いていく醍醐味を知ったのだと思います。

日々のケアにはスタッフの感性があちこちに生きていて、素直に感心してしまうことがあります。誰かの手を借りなければならなくなったご高齢者の一日一日を支える仕事は、頭が下がるほどに崇高です。

もし私が病院の外科医で人生を終えていたなら、人間にまつわるこの深遠な物語を途中まで読んで、まだこの先に物語が続いていることも知らずにいたかもしれません。病院を辞めて特養へ来たことはひとつのめぐりあわせですが、スタッフが変わったという以上に、私がいちばん考え方を変えられました。その変わりようには、われながら驚いています。

　この私の実感も踏まえて各地でお話をする機会はすでに一〇〇回を超えました。看護師、在宅医、ケアワーカーや介護に携わる一般の方々のあいだに、豊かな看取りを考えていこうとする動きが静かに広がりつつあることを感じているところです。

Ⅳ 看護とは何か 看護師とは何をする人か

川島みどり

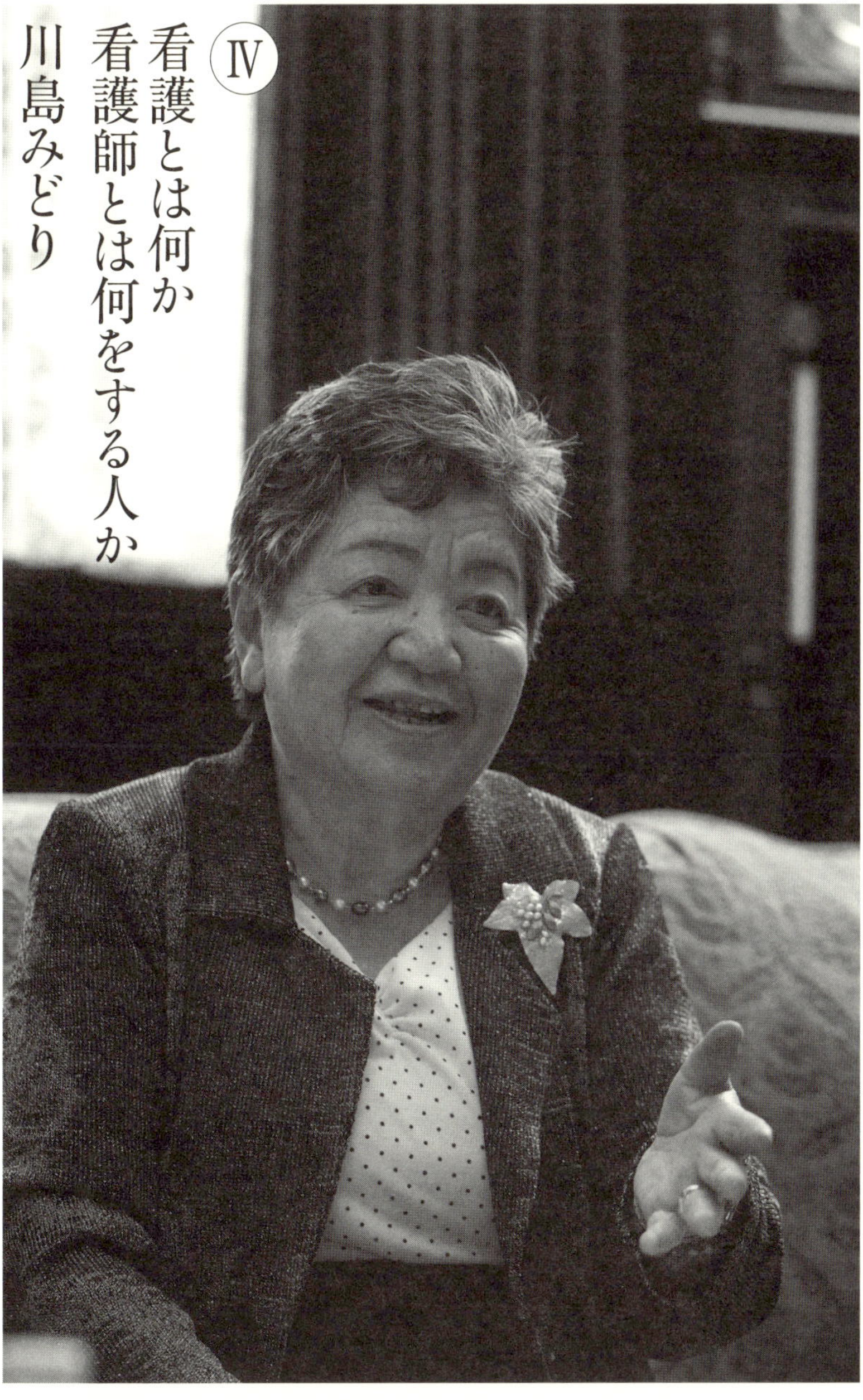

川島みどり　かわしま・みどり

1931年京城（現・ソウル）生まれ。1951年日本赤十字女子専門学校卒業。日本赤十字社中央病院小児病棟での濃密な看護体験から今日に通用する数々の理論的示唆を得た。母校の専任教員に従事したが、臨床の魅力捨て難く小児病棟に戻った。結婚・出産後、耳鼻咽喉科外来勤務となり外来看護の確立を目指しつつ、看護師の労働条件改善運動に参加、併せて東京看護学セミナーを結成（1965）し、実践に根ざした看護学構築を目指す。院内託児所を全国に先駆けて創設・運営、文字どおりワーク・ライフ・バランスを地でゆく現役看護師時代を送る。共同論文「これからの看護の方向」で毎日新聞社日本賞受賞（1971）を機に執筆に意欲を燃やす。1984年より現在まで健和会臨床看護学研究所所長、1995年第4回若月賞、2003年日本赤十字看護大学教授、2006年学部長、2011年名誉教授。2007年第41回ナイチンゲール記章。東日本大震災後、「東日本これからのケア」プロジェクトを立ち上げ代表として活動。著書に『新訂　キラリ看護』（医学書院）、『看護の時代シリーズ　いま、病院看護を問う／看護技術の現在／看護の技術と教育』（勁草書房）、『看護を語ることの意味』（看護の科学社）ほか多数。

看護に何ができるのか

今日までの六十年、看護とは何かを自らに問い、そして意識的に語り続けてきました。私が看護の道を歩き始めた一九五〇年代初頭からすれば、看護職者の数はいまや百三十万人にのぼり、なおも人手不足が話題にされる現在は、人々の日常に看護が圧倒的なボリュームをもって密着するようになったといってもよいでしょう。

にもかかわらず、「看護とは何か」「看護師は何をする人か」をいまだに多くの方々に十分お伝えし切れていないと感じています。ひょっとしたら、ひと昔前よりもうやむやな印象になってしまった部分もあるかもしれません。看護に身をおく者として、それらを反省をもって痛切に感じながらも、さらに正直に胸の内を明かせば、五年前に舌がんで逝《い》った夫の一年近くにわたる療養の日々を思い返すにつけ、「看護を愛し、看護の未来を信じてきたのに……」と、看護への失望をこぼしそうになったことさえ、実はありました。

看護に対してもどかしさを抱えていたさなかに、私もあの思いがけない震災を体験したのです。失ったものはあまりに大きく、悲しみはたとえようもありませんが、おそらく少なからぬ方々が実感されているように、この震災は、私たちがいつのまにかなおざりにしてきたあらゆる事ごとを、もう一度原点に立ち返って問い直すきっかけを与えてくれたのだと受けとめています。あの日を境に、私のなかに「やはり、いまこそ看護を」という思いが再び息を吹き返したことは間違いありません。

三月十一日、私は大学四階の研究室にいましたが、刻々の情報を得ながら学内の院生や学生たちの安全を確かめ、いわゆる帰宅難民の思いを味わって深夜に帰宅しました。その後、メールや電話を介して縁ある方々と消息を確かめ合い、何がいまどうなっているのかを知ることに努めました。「被災された方々に、看護を」と、大勢の看護師たちが日を追って思いを募らせていったのと同じように、私も震災後のひと月あまりはテレビの映像を見ながら、居ても立ってもいられない思いで過ごしました。六十年の看護師経験が、微力ながらも何かしらのお役に立てるのではないかと思いながらも、頭の片隅では「混乱を極める現地へ、いま私が何かお手伝いしたいと思って出ていったところで、かえって支援活動の足手まといになるだけだから」と逸《はや》る思いをなだめようとしていました。けれど、「私にできること、できないことを見極めるためにも、まず現地に行かなければ始まらない」ともっともらしい理由を見つけて、移動手段のめどがついた四月下旬、被災地へ向かいました。

ところが、現地に入ったとたん、自分の過信を思い知らされたのです。同じ気持ちで東京から勇んで一台のバンに同乗した日本統合医療学会の関係者の誰もが、しばらくのあいだことばを失ったままでした。三六〇度見渡すかぎり田畑も家も流され、倒れた電柱や何台もの乗用車が傾き埋もれた光景は想像を絶するものだったのです。視線の先に花をつけ始めたばかりの桜の木がひっそり残っていて、花に慰められるどころか、強烈な悲しみに襲われ、それは苦しいほどでした。

支援は生半可ではいかないことがわかり、自分一人ではあまりに非力であることもわかりました。そうして、私よりも他の方のほうが得意な部分はその方々にお任せをするのがよいということも、あらためて自覚しました。足手まといになることなどけっしてないように、自律した支援活動をしなければだめだとはっきり認識しました。

では、いったい私に何ができるのだろう。津波ですべてを失ったところに震災以前とそっくり同じかたちの医療を復元することが、はたして目指すべき復興なのだろうか。被災地とのあいだをその後も往復しながら、そんな自問を繰り返しました。そうして、ひとつのビジョンが見えてきたのです。「看護と介護が一体になったケアを、現地完結で実現する」という未来図です。

ケアし、ケアされるコミュニティを

被災地で「看護と介護が一体になったケア」が実現すれば、これからの日本の医療において画期的なモデルとなるでしょう。裏を返せば、看護も介護もその発生の歴史に差はあっても、ともに「生活」「暮らし」から生まれたものであり、その根を同じくするものでありながら、いまだに互いの専門性を融合させるような有機的な連携がとれていないということです。

ケアを必要としている人がことばにせずとも、あるいはご自身にその自覚はなくとも心に願っているのは、「痛みがとれて楽になった」「不安が軽くなった」「この先自分のからだと向き合いながら何とかやっていけそうだ」と実感されることであって、それが果たされるのであれば、自分にいま手を差し伸べようとする人が、看護師なのか介護士なのかはたいした問題ではありません。「ここまでは介護、ここから先は看護」と線引きに躍起になるよりも、看護と介護はともに学び合い、オーバーラップしながら、適時適切なケアを協働で実現することを何よりも優先すべきです。その本来のケアを一刻も早く被災地に、と考えています。

さらに、「現地完結型のケア」を目指す意味は、外からの支援に頼まなくとも、地域のなかで自律的にケアを生み出していけるということにあります。コミュニティのなかでケアのレベルをさらに上げていくことも、ケアの技術を蓄積し検証していくことも、あるいは状況の変化に応じて機動性をもって対応することも可能になるのです。

「現地完結」を実現するのに欠かせない相当数のケアの担い手には、この震災で職を失われた方々にぜひ従事していただけたらと願っています。せめて被災された方の心にふれることばで語りかけることができたらと思い、なまりことばで宮沢賢治（一八九六－一九三三）の作品を語り聞かせるテープを何度も聴いて、東北のことばになじもうとしましたが、風土と一体になったことばを外の私がそう易々と身につけられるはずもありませんでした。ぬくもりのあるお国ことばで、同じ土地に暮らす者同士だからこそ共有できる思いを推し量りながらケアできるのは、その地域の方々をおいてほかにありません。それが雇用創出につながれば、なおうれしいことです。

もちろん、にわかづくりで、レベルも見劣りのするケアの量産では、地域のなかでの定着も継続も見込めません。通常より短期間でありながらも、質の高い介護研修プログラムを提供する準備をいま進めているところです。あとは、それが認可されることを願うばかりです。

*

私がこうして「現地完結」にこだわるのは、ケアし、ケアされる関係が息づくコミュニティが育っていってくれることを並行して目指しているからです。ケアを必要とする人に適時適切なケアを届けるには、それを必要としているその人自身が、家族以外のケアであっても抵抗なく受け入れることのできる状態でなくてはなりません。「手を貸して。私はここにいますから」と、どんな小さな声でも、かすかなサインでも外に示してくださること、そして差し伸べられた手を受け入れてくださることがないかぎり、この先どんなに立派なケアのシステムが整備されようとも、ただの箱物に終わってしまいます。

東北の方々は辛抱強く、控えめで、他人に頼るよりもひっそりと自分で耐え忍ぼうとされる気質をもっておられます。その方々が家族も、住む家も、それこそ血縁地縁をなくして、突然見も知らぬ大勢の人たちとの避難所暮らしを余儀なくされたのですから、そのストレスは想像にあまりあります。そうして、ようやく挨拶を交わすくらいの関係がぽつぽつと生まれたころに仮設住宅へとそれぞれ移られ、それはそれで最低限のプライバシーは守られるようになったのでしょうが、私には、いよいよ人づきあいがなくなって、孤立してしまわれる方が出てくるのではないかと気がかりでなりません。いずれまた仮設住宅からさらに別の土地へと生活の場を移さざるをえないわけですが、せめてケアし、ケアされるという開かれた関係性が東北の地に育っていってくれたらと切に思うのです。

「もしもし、お元気？」「おばあちゃんの足のほうはその後いかが？」「赤ちゃん、大きくなったでしょうね。もう歯も生えたでしょう？」と気づかい、声をかけ合う。ことばはなくとも、ただにっこりと笑みを交わして互いの日常が無事なことを確かめ合うのでもよいのです。そうしたやりとりを日常的に交わせるコミュニティに属した心地よさを一度でも体験していれば、住む場所が変わろうとも、また新しい地域でごく当たり前に互いにケアし合えるようになるでしょうし、自分たちの手にあまるときには、看護師や介護士の手をすんなり借りることもできるはずです。私が被災地にあってほしいと望んでいるのは、こうした人と人とのつながりを取り戻したコミュニティなのです。

その小さな足がかりとして、震災から半年後の九月、仮設住宅の一角に「なでしこ茶《さ》論《ろん》」という名の語らいの場を開きました。お茶を飲みながら、何でも語り、ひと息ついていただきたい。ここは、つながりづくりの場です。いまでは「お茶っこの会」という親しみやすいもう一つの名前をもらって、細々とではありますが、足浴や手のマッサージ、爪のケアなどを、定年等で退いた各地のベテラン看護師と地元の看護師とが行いながら、月二回のひとときをみなさんに利用していただいています。

リタイアしたベテラン看護師の友人、知人の力を借りることは、これらの構想を描き始めたときから頭にありました。第一線から退いたものの、気力、体力、知力のいずれも衰えぬ彼女たちは、「何かお役に立ちたいという思いを震災直後からもてあましていた」と言って、うれしいことに私の呼びかけにすぐさま応えてくれました。長年の経験に裏打ちされた判断力と熟練した看護の技をもち、なかには現役のころに大勢の看護師を統括し、管理のプロフェッショナルと呼ぶにふさわしいキャリアをもつ者まであります。ところが、病院という組織から離れてしまった元看護師の彼女たちのもとには、震災後、ほしい情報さえ思うように入ってこなかったといいます。「被災地に支援に行こうにも、単独でボランティアに志願するしかなかった」と言い、「それでも、看護の経験を下敷きにしてお役に立てることがありがたかった」と話してくれました。

鼎談《ていだん》のなかで被災地への支援についてお話ししたのは、震災から二か月が過ぎたころで、構想はまだおぼろげな段階でしたが、その後、「『東日本これからのケア』プロジェクト」と名づけ、リタイアした看護師や在宅医、訪問看護師、その他看護以外のさまざまなケアの専門家の同志らとともに具体的な一歩一歩を踏み出したところです。

被災地から新しい日本の医療モデルを

そもそも「看護と介護が一体になったケアを実現する」という構想は、震災で壊滅的な被害を受けた東北の医療をどう立て直すかを看護の視点から描いたものですが、被災地を訪ねるようになってからにわかに頭に浮かんだわけではありません。医療が先進化するにつれて加速していく「治すこと主体の医療」に疑問をもち始めたときから、「これからの日本の医療は、治療一辺倒のキュアよりも、むしろケアを充実すべきではないか」という思いをもっていました。それが、被災地にいま最も必要とされる医療のかたちそのものでもあった、ということです。

医療の進歩によって、平均寿命の伸長をはじめ、私たちはたしかにその恩恵に多くあずかっています。けれども高度な医療のもとで、医師たちの目はますます病む人から離れてしまい、診断を下すと同時にその疾患へ、さらにはより細分化した病んだ臓器や組織へ向かうばかりに見えます。医療の電子化、機械化と引き換えに、医師はぬくもりのある手や声で患者に触れ、癒《いや》すという技を見るまに失っているように思えます。

そして、医師とともに医療現場で働く看護師もまた、本来は病む人の「生きていく」という営みを支える使命をもち、その技を有する存在であるにもかかわらず、医療の高度化とそれに伴う業務のあまりの多忙さのために、いわゆる「看護ならではのケア」を自ら手放しているように思います。現代の看護師たちは、病む人の心や、ご本人が口にはせぬ苦痛や、生活や人間関係といったその方の背景にまなざしを注ぐことをあえて脇に追いやって、ただひたすら疾患に応じて要求される看護業務を遂行することに追われています。それについては深い危惧を抱いていました。

めまぐるしい医療の現場を間近で見ながら、「やはり、いまの医療は方向を見誤っている」と内心で思い、ときにはそれを声にすることもありました。そこに震災が起き、津波で医療機器も電子カルテもすべてが流された被災地の方々にいま何をしてさしあげられるだろうかと考え始めて、はたと気づいたのです。

被災地でできること、そしていま必要なのは、この手と、目と、耳と、声と、心をフルに活かしたケアだ、と。つまり、高度な医療機器に頼った治療中心の医療ではない。いまの医療に異議を唱えてきたのは間違いではなかった、と。

しかし、頭のなかでつらつらとそこまで考え進めてきて、はっとしました。では、いまの医療に不満をこぼす以外に私は何をしてきたのか。自分から行動することには及び腰ではなかったか、と。心のどこかに、この医療の大きな流れを変えられるはずもないと思う自分がいて、それをいままで言い訳にしてきたのです。

繰り返し語るまでもなく、被災地に今後、圧倒的に必要とされる医療は、救命や延命を目指した「治す」医療ではありません。必要なのは、救命の措置やその後の治療で取りとめたいのちを再び以前と同じような暮らしのなかに息づかせること、不便や不自由を抱えながらも毎日を少しでも豊かにその人らしく生きていただくこと、それらを具体的に支える「ケア」です。それは、超高齢社会(*16)の日本がこの先直面するさまざまな課題を、無理なくゆるやかに受けとめる受け皿としても十分に機能するでしょう。

ケアを中心基盤とした医療を実現することは、災害特区としてさまざまな規制が緩和されている被災地でならば、そしていまならば、微力な私にも小さな揺さぶりをかけるくらいのことはできるかもしれません。そうであるなら、「いまやらないで、いつやるのか」ということに尽きます。看護と介護が一体になった現地完結型のケアの実現を目指した『東日本これからのケア』プロジェクト」は、今日まで自分に言い訳をしながら一歩を踏み出すことを先送りにしてきた、いまを生きる私たちに与えられた宿題への回答でもあるのです。

看護師は何をする人か

ここまでの私の話に、「被災地での医療の復興を、本当に看護と介護主体でやっていけるのか」と首を傾げておられる方がなかにはあるかもしれません。あるいは、「そもそも医師の指示なくして看護師は動けるのか。いや、動いてよいのか」と疑問をもたれた方もあるかと想像します。そのような疑問があるとすれば、それは「看護とは何か」を看護師自身が日々の働きのなかに十分表現しきれていないということであるのかもしれません。

多くの方が通院先や入院先で目にする看護師の姿といえば、声をかけることもためらわれるほど忙しく駆け回る姿であり、その多忙さの中身については、ほとんどがさまざまな医療処置に費やされているように映っていることでしょう。看護師とはこのようにひたすらあわただしく医師の手伝いに追われる者であり、看護とはどうやらその行為をいうものらしいと、一般の方々が認識されていても無理はありません。

そもそも看護師の業務は、一九四八年に制定された保助看法(＊10)において「療養上の世話」と「診療の補助」ということばで示されていますが、多くの方々の印象と違わず、その実態においても、医療の高度先進化に伴って「診療の補助」のほうにその比重がますます傾きつつあります。この流れには、診療報酬制度(＊18)も影響しています。「療養上の世話」に該当する看護師によるケアは、一部を除いて診療報酬(＊12)の対象にはなっておらず、その多くは無償で提供されています。病院として経営を考えれば、できるだけ高い報酬の見込める医療行為を充実させたいというのが本音でしょう。こうして、看護師が行う業務のなかでも、とくに看護独自で担う「療養上の世話」はその比重が減る傾向にあります。看護師がケアを量的に実践しなくなれば、その質にも影響は及びます。非常に残念なことですが、患者さんやご家族に看護ならではのケアを実感していただく機会がずいぶん少なくなってきていることを認めざるをえません。

しかしながら、診療報酬の多寡がそのまま仕事の価値を表しているわけではありません。「療養上の世話」の報酬が薄いからといって、その仕事が「診療の補助」に比べて劣っているわけではないのです。むしろ私は、看護師自身にとって、看護の喜びや看護の意味を最もたしかに実感できるものであると思っています。看護を一生続けたいと思う強い動機も、ここから生まれるとさえ思います。もちろん患者さんやご家族にとっても、苦痛やストレスを免れない治療や診療と違って、「療養上の世話」に当たるケアは、順調な回復を図り、苦痛やストレスのない状態を目指すものですから、行き届いたケアを抜きにして、キュアが単独で医療のなかに存在しえないことはご想像いただけるかと思います。

にもかかわらず、現実には、看護師は時間内に終えるべき厖大《ぼうだい》な業務をこなすのに精一杯で、心とからだを用い、時間をも要するケアを量的にも質的にも実践できていません。それがために、看護師自身が本来そこにあるはずの価値を実感するに至らず、それについてはいまの看護師たちが気の毒に思えるほどです。看護師自身が「療養上の世話」を正当に価値づけできていないことは、介護を含めた「人の世話をする仕事」がいまだに社会的に低い評価にとどまっていることと無縁ではないと、私は感じています。

「生きている」を守るキュアと、「生きていく」を支えるケア

もちろん、「人の世話をする」つまり「ケアをする」ことは、看護師や介護士だけが担ってきたわけではありません。

たとえば家庭には、ケアし、ケアされる関係が満ちています。幼い子どもはケアされるばかりかというとけっしてそうではなく、自分よりもさらに小さな弟や妹のことを気にかけ、精一杯かまおうとします。相手に関心をもち、気づかい、世話をしたいという気持ちがわいてくるのは、かつて自分がケアを必要としていたときに、ケアされて心

が満たされた体験があるからです。お年を召してからだが不自由であっても、病んで伏せていても、人は誰でも、どんなときも、ケアしたいと思い、ケアされたいと思っています。それは、人間がもって生まれた本質的な性質なのです。

ケアはこのように人の営みのなかで自然発生的に生まれたものですが、それを業として行っているのが看護師や介護士です。ケアし、ケアされたいという内発的な思いを看護師や介護士ももち、また誰もがもっていることを理解しながら、そのうえで専門的な技を用いてケアを提供しています。

専門職として看護師が何をケアしているのかといえば、人が健やかに生きていくことへの援助だといえます。自らのからだを養い、人が人らしく生を営むには、成長の過程で身につけなければならない行動がいくつかあります。「食べること」「眠ること」「排泄すること」「からだをきれいにすること」「身だしなみを整えること」「人とコミュニケーションを図ること」などはいずれもそうで、こうしたいわば「生活行動」を、人は物心つくころからセルフケアできるようになっていきます。健康であれば、さして意識しなくともこれらを日常的に行って、今日の暮らしをまた明日へとつないでいけるわけですが、病気や障害や高齢などのためにセルフケアが困難になったとき、看護師はその支援に看護の技を用います。

脳生理学者の時実利彦氏（一九〇九－一九七三）のことばを借りれば、人間の生きる姿とは、「生きている」つまり生命が維持されているという保障のうえに、「生きていく」という動的な活動が営まれている状態をいいます。「生きている」状態が危機に瀕すれば、治療をして延命、救命を図ります。それを担っているのが医師です。一方、看護師は、その医師とともに、あるいは医師の指示を受けながら、「生きている」状態を存続させる治療に関与します。さらに、看護独自に、治療後の順調なからだの回復を促し、セルフケアできなくなった生活行動があれば、それを援助することを通して、その人が「生きていく」ことを支援しています。

「すべての病気は回復過程である」と述べて、ナイチンゲール（＊6）は誰もが備えている自然治癒《ちゆ》力への意識を喚起し、回復を妨げているものが何であり、どうすればうまく働くようになるのかを、『看護覚え書き』（日本看護協会出版会ほか）はじめ多数の著作のなかで明らかにしました。これらはまさに看護が行おうとする「生きていく」への支援です。

つまり、看護師は「生きている」への補助的なかかわりから、「生きていく」への深い支援まで、人の生の営み全般にかかわっているのです。だからこそ、ケアを必要としている人に向ける目は、からだの病んだある部分や生活行動の一断片ではなく、その人の生きる姿全体をとらえようとします。いわゆる「診療の補助」として、治療をする医師をサポートしているときであっても、看護師は医師と同じ視点で同じ角度から患者をみるのではなく、医師の視点がどこにおかれているのかを了解しながら、むしろ患者の側に身をおき、患者とひとつになって、その代弁者をも務めます。

看護師の目はさらに、「いま」という時間だけを近視眼的に切り取るのではなく、大きな時間の流れのなかで状況と変化を柔軟にとらえようとします。その人のいま抱えている病状や問題だけではなく、「この人はここまでをどう生きてこられ、ここから先をどう生きていかれるのか」という全体を見渡す目をもっているのです。

看護師はケアを実践するうえで、一人ひとりの個別性も尊重します。ケアの技術には普遍的な法則や標準的な方法はありますが、たとえば看護師が生活行動を支援するときには、その人の習慣となっているやり方を尊重します。誰にも一様に同じ型の援助を提供するのではなく、看護師はその人固有の求めや慣れ親しんだやり方を尊重しながら、個別に、具体的に、実際的に支援することに努めているのです。

たとえば入院中にベッドでの排泄を余儀なくされたとすれば、その排泄ケアの実際的なよしあしが、療養全体の質を左右するであろうことは想像に難くありません。羞《しゅう》恥心《ちしん》への配慮があり、不快感もなく、安楽に、さりげなく介助されたとき、おそらく患者さんはまさに自分にだけ向けられたそのケアを通して、「看護」というものを体感されるはずです。

看護師はそうした技をもつプロフェッショナルであり、そうであるべき存在なのです。被災地やこれからの日本の医療において、この看護の技は最も必要とされるだろうと思っています。

臨床という現場にある力

大がかりな医療機器や優れた解析力を備えたコンピュータがなくとも、いえ、医療機器やコンピュータにはなしえない癒しの技を、私たち看護師はもっています。「脈を診ましょうか？」とお声をかければ、被災地の仮設住宅のどなたもがすっと手を差し出してくださり、お話に相づちを打ちながら痛いところをさすってさしあげれば、からだの緊張ばかりか、心のこわばりもほどかれていく様子を、私の触れている手のひらに伝えてくださいます。これほどまでにからだも心もまるごとあずけてくださるのは、私たちが看護という信頼を約束された職にあり、ケアという技をもっているからこそだとありがたい思いがしています。

ケアをして、その人によい変化が見えたときほど、看護師にとってうれしい瞬間はありません。さらに、「ありがとう、楽になったわ」ということばや、安堵した表情や、何かを伝えようとされるまばたきひとつであっても、その人が返してくださる反応で、看護師の喜びはさらに深まります。ケアしたいという看護師の思いは、ケアされるその人の存在と反応とによって満たされるのです。こうして考えると、ケアは、ケアする人とケアされる人が協働で生み出しているのだとあらためて実感されます。

その人、そのときによってかたちを変えるケアは、同時に即興的です。現場に臨むことによって、看護師の思考は触発され、もっている能力が思いがけず引き出されます。おそらく被災地でのささやかな私の活動にしても、遠く離れたところで新聞やテレビを見聞きしているだけではけっして生まれてこなかった発想があり、実際的な行動があったことがわかります。

看護師は、つねにその場に身をおき、その場の状況を全身で察知し、相手に必要なケアを即座に読み取って、もてる技術を組み合わせ、ケアを提供するのです。ケアする人間とケアされる人間とが、いかにその状況にふさわしいケアを即興的につくり出せるか。少なくとも、ケアを提供する側の看護師には磨かれた技がなくてはなりません。看護師が提供するケアがこれ以上薄っぺらなものにならないようにするには、看護師を育成する教育機関が、知識を覚えさせることに偏重することなく、覚えた知識を現場でつかえるようにして送り出す努力がいっそう問われるでしょう。

頭で覚えた知識としての技術が反復の訓練によって看護の技として磨かれ、よいケアができたと心躍る体験が積み重なるほどに、看護の喜びは深くなり、看護が大好きになります。看護の仕事をずっと続けたいときっと思えるはずです。新卒看護師の離職率をゼロに近づけることはつねに多くの医療機関の課題になっていますが、やめていくのを思いとどまらせる何かを、彼ら彼女らの外につくるばかりではなく、その手にもたせてあげることが必要です。新卒の看護師たちがせめて自信のもてるケアの技術を一つでも二つでも身につけていたなら、仕事上の失敗や挫折はあっても、「それでも看護は続けていたい」と思えるのではないでしょうか。

　ことに大学の教員にお願いしたいのです。一日に五分でも十分でも自分の研究室や教室から臨床の現場へ出ていって、自らの臨床の感覚を錆《さ》びつかせずに、つねに更新してほしいと思います。そのうえで、臨床という本番の場面でも通用する感性と技術を、学生たちのなかにどう育んでいけるかに体当たりで臨んでいただきたいと切に願います。

　看護師は、優れた技をもつケアの専門家です。専門家であるかぎり、そうあり続ける努力を怠ってはなりません。「あの看護師がやるとなぜだかうまくいくのだけれど、ほかの看護師にはまねできない」といった優れた技が無数にあります。しかし、その多くが個々の看護師の経験知の域を出ることなく埋もれています。これらの優れた技につながる技術の一つひとつをことばに記述して、誰にも見えるものにし、それを多くの看護師たちが学び、伝え、検証できるものにしていく努力も、これからはいちだんと必要になるでしょう。

看護の仕事はハードです。学ぶことも尽きません。けれども、人を相手にするこの仕事はつねに感動と背中合わせであることも間違いありません。さらにいえば、自分の成長をこれほど手応えをもって感じられる誇り高い仕事はほかにないだろうとつくづく思うのです。

註

＊1 認知症

病気などによって正常な脳の働きが障害され、生活するうえで支障が出ている状態。症状には、記憶障害や判断力の低下など脳機能の低下を示す「中核症状」と、それに伴って起こる「周辺症状」がある。妄想・幻覚・徘徊・不安・攻撃的行動などは周辺症状であり、その出現には個人差がある。高齢になるほど患者の割合は高くなり、85歳以上では4人に1人が認知症であるといわれる。アルツハイマー型認知症、レビー小体型認知症、脳血管性認知症が代表的。

＊2 経鼻胃管

脳血管障害や認知症などで自発的に口から食べられなくなった場合や、食べてもむせやすく誤嚥性肺炎を繰り返す場合に行われる栄養補給法の1つ。チューブを鼻から胃まで送り、チューブを介して栄養剤を注入する。鼻から入れたチューブはつねにのどを通っているために不快感がつきまとう。

＊3 胃ろう

口から食べられなくなった場合や、食べてもむせやすく誤嚥性肺炎を起こしやすい場合に人工的に胃壁に穴を開けて栄養を補給する方法。経鼻胃管に比べて不快感が少なく、誤嚥性肺炎も起こしにくいとされ、また内視鏡による15分程度の手術で造設できるために急速に普及している。口から再び食べられるようになれば胃ろうをふさぐことは可能であるが、食べることのリハビリテーションを胃ろう造設後も継続して行っている例は少ない。

＊4 中心静脈栄養

鎖骨下などの太い静脈に直接カテーテルを挿入し、高カロリーの栄養を持続的に投入する栄養補給法。消化管機能が障害されている場合に適応となる。

＊5 幸福感

1970年代にブータンのジグミ・シンゲ・ワンチュク国王が経済成長を重視する姿勢を見直し、国民総生産（GNP：Gross National Product）に代わる国民総幸福量（GNH：Gross National Happiness）という尺度を提唱して、国民全体の幸福の実現を国是に掲げた。2005年の国勢調査ではブータン国民の97％が「いま幸せである」と答えており、その国づくりは世界から注目されている。

＊6 フローレンス・ナイチンゲール

近代看護の基礎を築いた英国女性（1820－1910）。クリミア戦争に従軍して、傷病兵の生活と衛生の改善に著しい貢献を果たした。英国陸軍病院のあったスクタリに38人の看護師とともに従軍し、兵士の病衣やリネン類の洗濯など汚染された環境の改善に真っ先に着手した。「すべての病気は回復過程である」という『看護覚え書き』のなかのことばは、病そのものが回復過程なのであり、回復を妨げることのない環境整備の必要性を説いた。統計学者、社会改革家、思想家としても名高く、著作は150篇にのぼる。

＊7　ウィリアム・オスラー

カナダ生まれの医学者、臨床家、教育者（1849－1919）。「アメリカ内科学の父」と呼ばれた。ペンシルベニア大学内科教授、ジョンズ・ホプキンス大学内科教授を経て、56歳でオックスフォード大学欽定教授となる。優れた臨床家を育てるために医学生とともに病棟に泊まり込み、臨床の実際にふれさせることを重視するなど医学教育に力を注いだ。医師には平静の心とともに慈しみの心が必要であると語り、自らもそれを実践した。医学生と臨床医に向けた講演集『平静の心』などがある。

＊8　特別養護老人ホーム（略して特養）

老人福祉法に規定される老人福祉施設の1つ。原則65歳以上で、身体・精神上の障害のためにつねに介護が必要で、家での介護が困難な人が対象となる。食事、排泄、入浴など日常生活の介助や健康管理を受けられ、終身の利用が可能。介護保険法に基づく施設サービスを受けられる施設（介護保険施設）の1つでもあり、介護保険施設には特養のほか、介護老人保健施設、介護療養型医療施設がある。特養は他の2施設と比べ、介護機能に重点がおかれ日常生活支援が中心だが、近年では、入所者の重症化が進み、またターミナルケアを実施する施設も増えるなど、入所者への健康管理や医療的な対応の必要性が指摘されている。

＊9　（特別養護老人ホーム等の）常勤医

特別養護老人ホーム等の入所者の健康管理などを行うために配置された常勤の医師のこと。特養は「生活の場」という性格上、医師は非常勤も可とされ、常勤で医師を配置した場合には介護報酬上加算の評価がされる。特養では、医師が入所者に医療行為を行っても、そのほとんどは診療報酬では算定されない。

＊10 保助看法（保健師助産師看護師法）

保健師、助産師、看護師の資質の向上と医療および公衆衛生の普及向上を図ることを目的として、1948年に制定された法律。制定当時の呼称は「保健婦助産婦看護婦法」で、2001年に現在の呼称に改題。このなかで、たとえば看護師については、厚生労働大臣の免許を受け、傷病者もしくはじょく婦に対する「療養上の世話」または「診療の補助」を行うことを業とする者とされている。

＊11 介護福祉士法（社会福祉士及び介護福祉士法）

1987年制定。この法律によって、それまで一般にソーシャルワーカーと呼ばれていた者が社会福祉士として、ケアワーカーあるいは寮母と呼ばれていた者が介護福祉士として、国家資格を有する社会福祉専門職として認められた。特別養護老人ホームや介護老人保健施設で働く介護職員の多くが介護福祉士となったが、業務独占ではないため、必ずしも介護福祉士でない者も前述の施設等で働くことができる。

＊12 診療報酬

医師による診療行為や調剤などの医療サービスの対価として医療機関に支払われる報酬のこと。保険診療においては、診療報酬の額は診療報酬点数表によって個々の診療行為ごとに決められる。医業経営の実態を把握したうえで、物価や人件費などの変動に合わせ、原則2年に1度のペースで改定される。

＊13　介護報酬
利用者（要介護者または要支援者）に提供した介護サービスの対価として事業者に支払われる報酬のこと。介護報酬の額は、介護サービスの種類ごとに、サービス内容または要介護度、事業所・施設の所在地等に応じた平均的な費用を勘案して決定される。

＊14　口腔ケア
歯ブラシによる歯磨きを基本として、ブラッシングやうがいなどによって口の中を清潔に保ち、口腔の機能維持につなげるためのケア。感染予防の観点からも重要で、とくに高齢者や意識障害のある患者には欠かすことができない。

＊15　誤嚥性肺炎
誤嚥（口の中の唾液、痰、食べものなど食道へ入るべきものが気管に入り込むこと）によって、細菌が気道に流れ込んで、肺内部に炎症を起こした状態。脳血管障害やパーキンソン症候群、認知症がある人は飲み込み（嚥下）に障害が起こりやすく、誤嚥性肺炎を発症しやすくなる。優れた抗生物質が開発された現在でも、多くの高齢者の死亡原因になっている。

＊16　超高齢社会
一般に65歳以上の人口が総人口に占める割合（高齢化率）が21％以上である社会をいい、日本は２００７年に超高齢社会となった。２０１０年の国勢調査では高齢化率は23％。ちなみに高齢化率７％以上14％未満を「高齢化社会」、同14％以上21％未満を「高齢社会」と呼ぶ。

＊17 保護責任者遺棄致死罪
高齢者や幼児、身体障害者や病人を保護する責任のある人が、保護すべき相手を放置したり、生命の維持に必要な保護を行わなかったりした結果、被害者が死亡した場合に成立する（刑法第２１９条）。

＊18 診療報酬制度
保険診療に対する報酬価格の算定方法であり、2年ごとに国が策定する。医療機関は診療報酬明細書（レセプト）として提供した診療内容を被保険者ごとに月単位で作成し、保険者に提出する。その後医療機関は、保険者からの報酬と患者の一部自己負担金を合わせて医業収入とすることができる。こうした一連の仕組みをいう。

＊19 気管挿管
気道確保（気道の狭窄や閉塞によって十分な肺換気が得られないときに空気の通路を確保すること）のために気管内に管を挿入すること。

＊20 プライマリー・ケア
小児から高齢者まで、男女を問わずよく起こる一般的な病気や健康問題を広く、また継続的に取り扱う初期医療をいう。日本では、一般の内科医や小児科医などのかかりつけ医によって提供されてきた。近年、プライマリー・ケアの専門医の資格も発足している。

＊21 ＰＯＳ（problem-oriented system）
問題志向型システムの略語。患者が抱える医療上の問題を包括的に、かつ明確にとらえ、論

理的に問題解決を進めていくために考え出された一連の作業システム。1964年にアメリカのウィードによって提唱・実践され、日本には1973年、日野原重明氏により紹介され、看護現場に急速に浸透していった。第1段階は問題志向型記録の作成、第2段階は作成されたものの監査、第3段階で作成されたものを修正する。患者中心のケアに役立つ仕組みを提供することが、このシステムの本来の考え方である。

＊22 看護問題
看護の対象となる個人、家族、コミュニティの健康にかかわる問題。目の前にある問題だけでなく潜在的な健康問題も含み、看護活動により解決・緩和できる問題をいう。看護問題を明確にするためには情報を収集し、解釈・分析・統合・評価する看護の専門的な知識と判断が必要である。

＊23 看護記録
看護職者により記載される、個々の患者の公的な記録。署名によって責任の所在が示され、法的資料ともなる。記載方法や表現は施設によって異なり一定ではない。基本的には①患者の基礎データ、②日々の患者の状態や言動、看護援助などを記載する経過記録、③看護上の問題点と看護行為の計画・実施・評価が記載される看護計画、④一定期間（入院期間等）の看護についてまとめた看護要約（サマリー）などがある。

＊24 MRA（Moral Re-Armament）
道徳再武装運動。1938年アメリカで発足。キリスト教精神に基づき展開された社会運動。

＊25 看護を学べる4年制の大学

4年制大学における看護教育の開始は1952年で、それ以前は3年課程および2年課程のみであった。1991年までの約40年間は看護（系）大学の数は増えない時代が続いたが、「看護師等の人材確保の促進に関する法律」が制定された1992年以降、社会的需要の高まりや医療の高度化・医療体制の複雑化に伴う看護職者への高度な専門職能力の要請などから急速な増加傾向にある。2011年度の看護（系）大学の数は200校に達した。

＊26 アンビューバッグ

主に緊急時など傷病者の人工呼吸を行うために用いられる医療機器。マスクと自動膨張機能をもったバッグ、そして両者を接続するコネクタで構成され、マスクを傷病者の口に当て、バッグを握って肺に空気を送る。正式名はバッグバルブマスク。ドイツAmbu社の製品が普及しているため、一般に医療関係者にはアンビューバッグと呼称される。

＊27 尊厳死協会

正式名は、一般社団法人 日本尊厳死協会。治る見込みのない病気にかかり、死期が迫ったときに「尊厳死の宣言書」（リビング・ウイル）を医師に提示して、人間らしく安らかに、自然な死をとげる権利を確立する運動を展開している。1976年設立。

あとがきにかえて

看護の時代をそれとなく予感したのは三十年も前のことであった。時代は、高度経済成長下から低成長への転換期となり、医療費の膨張とともにそれまで築き上げた福祉の諸施策の見直し論が始まった頃である。看護に目を転じると、念願の高等教育化が進み、ようやく臨床に大卒の新人を迎えることができるようになっていた。戦前の名残を残した指導者層と近代的な教育を受けた看護管理者との世代交代も行われつつあった。加えて、施設看護から在宅看護への意識が芽生え、先駆者らによってその実践が始まったことなどから、看護界の変革が予期されたのだった。しかし、看護を取り巻く環境の変化と診療報酬上の制約等の影響はことのほか大きく、私の予測した方向には必ずしも向かなかった。

看護師として、看護界の動きをある程度客観視することができるようになったのは、時々の医療の矛盾のエピソードに事欠かない濃密な現場体験をふまえた学習の賜物で、看護を社会に有用な機能として確立したい思いで組織した自主的な集団学習の成果である。やや個人的な体験になることをお断りしながら、その足どりを記してみたい。

看護は実践の学であり、その理論化を図るには看護師が自己の実践の言語化を図ることであるとして創設した東京看護学セミナー（一九六五－）は、指導者のいない共同学習の場ではあったが、今、振り返ってみてもその内容も質も高いものであった。勤務を終えて夕食もそこそこに会場に足を運び、「ちょっと聞いて、今日こんなことがあったのよ」と問わず語りに語る看護師たち。職場背景や職位は異なっても、〝看護〟という共通言語で通じ合えた。

当時は未だ閉鎖的であった状況のもとで、看護の直面する多くの困難や根強い偏見を打ち砕く力を、ほんものの技術論や科学論、経済学や社会学などを学び討論する過程で得たと思う。「医師の指示がないと動けない看護師が、どうして専門職なのですか？」との、理論物理学者・武谷三男先生（一九一一－二〇〇〇）から投げられた問いに、外来看護の日々を振り返ってその答えを探るために努力した三十代前半のひたむきさが懐かしい。「実践を、その内面からその実践が如何にして可能であり、如何にして行われるか、その原理について見る」という技術論の根底にある考え方は、今なお、私の看護技術論の基盤になって息づいている。

また、「看護って、科学にする必要があるの？」とは、科学論の講義をして下さった地質学者・井尻正二先生（一九一三－一九九九）からであった。科学の研究の第一歩とは、「既知の科学法則や新しい学説を知らない、科学的には無垢の裸のままの個人が、かれ自身の感覚をただ一つの武器として、実践あるいは日常の社会生活における肉体的な経験を通じて、直接に、なまのままの、あるがままの自然にはたらきかけ、あくまで主観的に自然の印象を自分自身に焼きつけること」

とは、初めて臨床に臨む看護学生の心構えと、これを指導する立場にも通じ、今も、決して忘れることができない。

こうして、日々の看護のありようと疑問を語り、あるときは職場の不条理とも思われる人間関係のしがらみを共有しながら、月一回の学習会と毎年開催した公開講座での討論の成果を、「看護を語る市民の集い」につなげて二十年間歩み続けた。その後、事例検討会を重ねながら二〇一二年の今日まで、臨床看護学研究所のスタッフたちとともに、WEB上の日本看護実践事例集積センターとして看護の経験知を公開している。当時から「教室のない大学院」と位置づけていたことも決して過大評価とは思われない。

前置きが長くなったが、臨床に身をおいた時代を含め六十年間を看護とともに生きてきた者として、あの三月十一日以来、さまざまな問いを自らの内側に向けざるを得なかった。それは、人生のほぼ終わりの段階での私自身の生き方とも連動していたから、〝看護職者は何をなすべきか〟を、被災現場の現実に合った方法で考える必要があった。言語に絶する経験をしながら健気に被災者たちへのケアを惜しまない現地の看護師たちとの交流を深めながら、あったものを元通り修復するというより、ありたいかたちを実現する方策を固めることの大切さを実感した。そして、この苦境を看護の時代の到来と受け止め、そのためにも看護を人々にとって有用な社会機能として再構築すべき契機であると感じていた。

そのような折、雑誌「看護」等を通じて発せられた日野原重明先生の「これからは医療をも包含するケアという大きな傘のもとで、医療中心から看護主体のケアへ変わるべきとき」という看護職者へのメッセージを読んだ。これはまさに、復興に向けた被災地に限らず、これからの医療のありようを示唆するものであり、今を生きるすべての看護師への力強いエールではないか。そう、二十一世紀の看護の課題がここにある。あまりにも高度化し過ぎた医療技術の方向をより人間的な医療技術に引き戻すためにも、看護の機能をとりまとめて何かをなすべきであるとの思いが私を強く動かした。

ところで本書は、看護師だけが看護の世界の中で論じたものではない、というのがその特長である。本書の企画が、看護の時代の到来について、長年のあいだ看護のよき理解者であり、看護師のパートナーとして指導者として歩んで来られた二人の医師と、率直な意見交換を中心として展開されると聞いたとき、これまで看護界の中だけで考えてきた看護の価値や意味、医療全体の中での位置づけや介護職との協働等について、新しい視点からの評価に通じるのではないかと直観した。鼎談が始まってみると、それは期待を遥かに超えて充実した内容であった。

過去から現在に至る看護と看護師の歩みをたぐり寄せながら、時々の事象を交えて、本当に看護は自立した職業になっているか、看護の専門性はどこにあるのか、その理論構築の基礎となる哲学は……といった抱えきれない程の難問が次々と提示された。まさに百歳を迎えられる直前の日野原先生の、みずみずしい感性と記憶力に驚嘆するとともに、高度医療の只中で外科医として長年活躍された後、特別養護老人ホームの医師として入所者の目線でケアを深く考えていらっしゃる石飛幸三先生の具体的な介護・看護への諸提言に一つひとつ頷いた。そこに、文字通り看護師を代表するかたちで加わって、日頃考えていることを語る機会を得たことは、私にとって至福のひとときと呼ぶに相応しく、本当に濃密に、改めて看護の立場や方向性への示唆を大きく受けた。

お二人のお話の中には、看護を第三者的に傍観するのではなく、長くユニークな人生経験と、人間的な深い思索によって歩み続けてこられた医師でなければ決して語れないような、哲学的な言葉が溢れるようである。振り返ると、肩肘張って、看護の存在と自立をアピールしがちな過去もあったが、専門職としての自負が強ければ強いほど、先ずは謙虚さが求められる。お二人の身近なパートナーとしての看護師を見る目のあたたかさと、これからの看護への具体的な提言は心から傾聴しなければならないと思った。

さて、あの東日本大震災と引き続く原発事故からちょうど一周年、ケアの需要はますます増え、しかも長期化することは目に見えている。先ず、分断されている看護と介護の機能を、受け手の立場と必要から再構築し、人々のＱＯＬを高める手立てを急ぎ講じなければならない。それにつけても、医療を変える最も大きな力が医療の受け手の方たちの意識変革と行動変容にあることを忘れてはならないだろう。本書の行間に流れる思想や哲学や期待を汲んで、看護師それぞれが質の高い実践を提供し、病気や高齢や障害の有無にかかわらず人間らしい生活を送ることへの価値づけを社会の人々と共有するための情報発信と、日常の言葉で説明する責務がいよいよ強まっている。まさに看護の時代は、現在進行中の日本の医療のありようを変える契機になる。同時に、看護が真の看護としての力を発揮できるかどうかという新しくチャレンジングな課題に挑む好機であろう。身の引き締まる思いである。

最後に、企画から出版まで著者らとともに看護の時代を語り、労を惜しまず編集に当たって下さった上村直子さんに心から謝意を表します。編集実務担当の北川英子さんにもお世話になりました。ありがとうございました。

二〇一二年　東日本大震災一年目の春
人々とともに看護の時代を

川島みどり

参考文献

「看護覚え書き　本当の看護とそうでない看護」フロレンス・ナイティンゲール著　小玉香津子・尾田葉子訳　日本看護協会出版会　２００４
「看護学事典　第2版」見藤隆子・小玉香津子・菱沼典子総編集　日本看護協会出版会　２０１１
「死をどう生きたか　私の心に残る人びと」日野原重明　中公新書　１９８３
「道をてらす光　私が学んだ人と言葉」日野原重明　春秋社　２０００
「平静の心　オスラー博士講演集〈新訂増補版〉」日野原重明・仁木久恵訳　医学書院　２００３
「医学するこころ　オスラー博士の生涯」日野原重明　岩波書店　１９９１
「臨床看護の基礎となる新看護学テキスト　看護の革新を目指して」日野原重明　日本看護協会出版会　２００９
「詩集　病者・花　細川宏　遺稿詩集」細川宏著　小川鼎三・中井準之助編　現代社　１９７７
「『平穏死』のすすめ　口から食べられなくなったらどうしますか」石飛幸三　講談社　２０１０
「触れる・癒やす・あいだをつなぐ手　TE-ARTE学入門」川島みどり編　看護の科学社　２０１１
「看護を語ることの意味　〝ナラティブ〟に生きて」川島みどり　看護の科学社　２００７
「人間であること」時実利彦　岩波新書　１９７０

看護《かんご》の時代《じだい》

看護《かんご》が変《か》わる　医療《いりょう》が変《か》わる

2012年3月10日　第1版第1刷印刷
2012年3月20日　第1版第1刷発行

定価（本体1,700円＋税）
〈検印省略〉

著者　日野原重明《ひのはらしげあき》／川島《かわしま》みどり／石飛幸三《いしとびこうぞう》

発行　株式会社 日本看護協会出版会
〒150-0001 東京都渋谷区神宮前5-8-2 日本看護協会ビル4階
〈営業部〉TEL.03-5778-5640 FAX.03-5778-5650
〒112-0014 東京都文京区関口2-3-1
〈編集部〉TEL.03-5319-7171 FAX.03-5319-7172
〈コールセンター：注文〉TEL.0436-23-3271 FAX.0436-23-3272
http://www.jnapc.co.jp

企画・構成　上村直子

印刷　株式会社フクイン

Printed in Japan　ISBN978-4-8180-1606-4